Kurnik/von Depka

Von-Willebrand-Syndrom

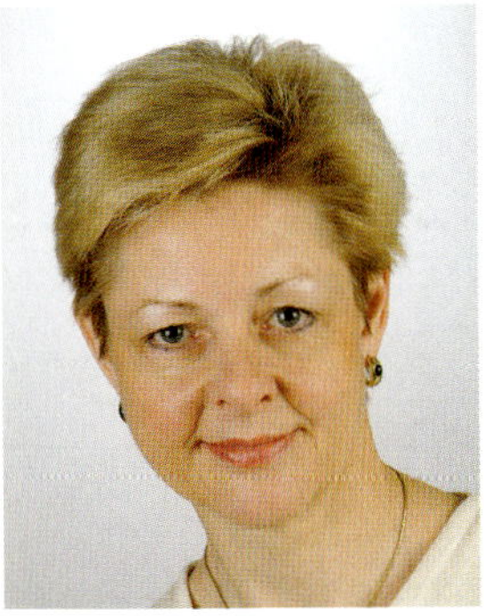

Dr. med. Karin Kurnik betreut als Oberärztin am Dr. v. Haunerschen Kinderspital der Universität München junge Hämophiliepatienten. Sie ist Mitglied im ärztlichen Beirat der Deutschen Hämophiliegesellschaft und im Vorstand der Gesellschaft für Thrombose- und Hämostaseforschung.

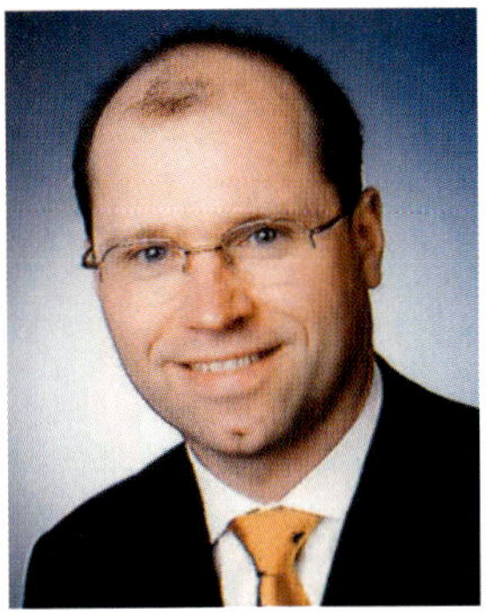

PD Dr. med. Mario von Depka Prondzinski leitet das Werlhof-Institut in Hannover und das Niedersächsische Hämophiliezentrum. Er ist Mitglied im European Haemophilia Therapy Standardization Board und im Vorstand des Fachverbands für Hämostaseologie.

Dr. med. Karin Kurnik
PD Dr. med. Mario von Depka Prondzinski

Von-Willebrand-Syndrom

Ein Leitfaden für Patienten

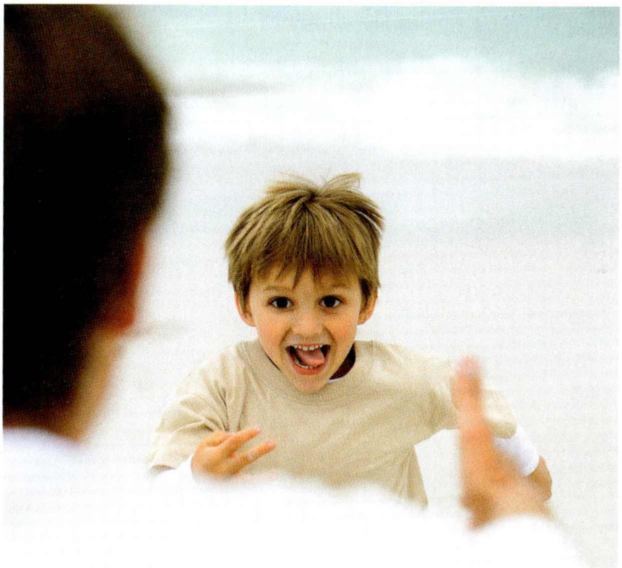

TRIAS

Inhalt

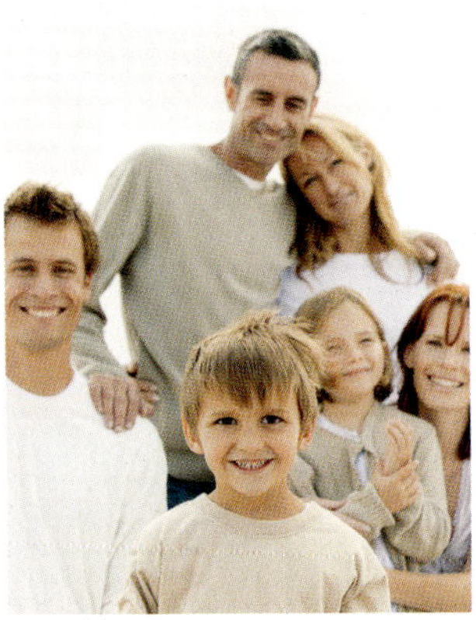

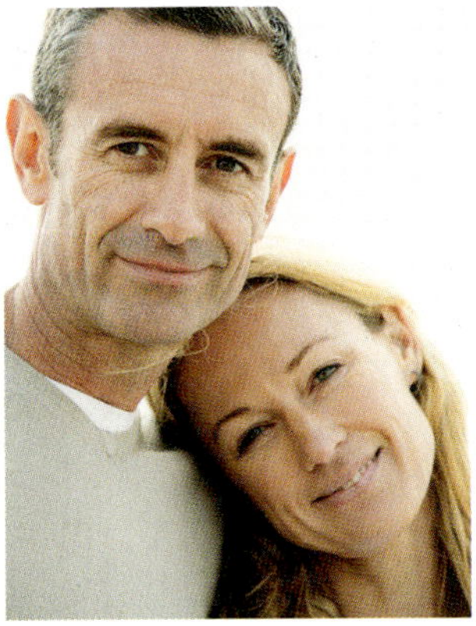

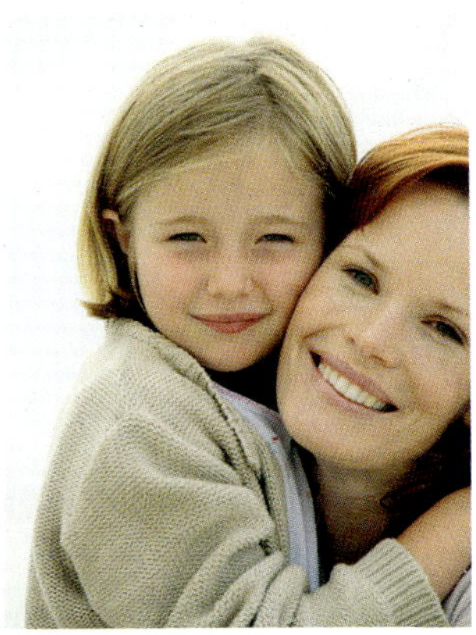

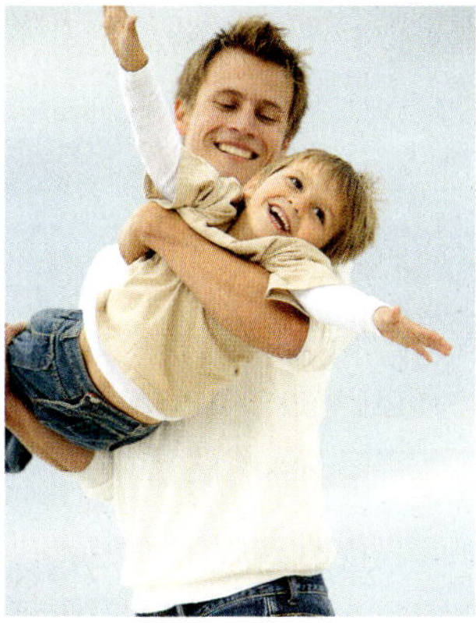

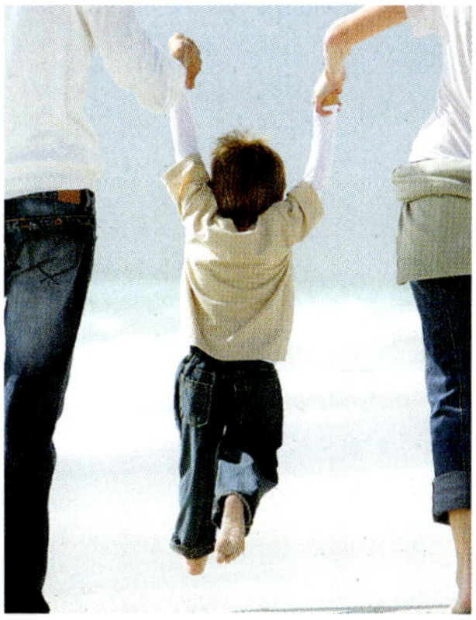

Vorwort

Liebe Leserin, lieber Leser,

dieses Buch wendet sich an Menschen, die mit dem Krankheitsbild des von-Willebrand-Syndroms (VWS) konfrontiert sind – weil sie selbst erkrankt sind oder das eigene Kind, weil sie Überträger der Krankheit sind oder weil es in ihrer Familiengeschichte Hinweise auf das von-Willebrand-Syndrom gibt. Die Konfrontation mit der Diagnose von-Willebrand-Syndrom ist für die meisten Betroffenen zunächst ein tiefer Schock. Dann breitet sich eine große Unsicherheit aus, die mit dem Bedürfnis einhergeht, sich intensiv mit der Krankheit und den daraus resultierenden Konsequenzen auseinanderzusetzen.

Wir haben uns daher zum Ziel gesetzt, Sie umfassend und verständlich über die Ursachen dieser vererbbaren Blutgerinnungsstörung und über die genetischen Hintergründe zu informieren, aber auch darüber, wie Sie ein von-Willebrand-Syndrom rechtzeitig erkennen können und wie moderne Behandlungsstrategien, etwa die Substitutionstherapie mit Faktorpräparaten, aussehen. Zur Sprache kommt zudem die spezielle Problematik bei Frauen, die von dieser Blutgerinnungsstörung betroffen sind. Außerdem erhalten Sie zahlreiche Tipps, wie sich der Alltag mit von-Willebrand-Syndrom am besten meistern lässt, sowie Hinweise, wo sie sich weiter informieren können.

Das von-Willebrand-Syndrom, das in verschiedenen Schweregraden auftreten kann, ist nach wie vor keine heilbare Erkrankung. Sie werden jedoch beim Lesen des Buches erfahren, dass sie inzwischen gut behandelbar ist und betroffene Patienten mit ihrer Familie ein nahezu normales Leben führen können – mit einer Lebensqualität und Lebensdauer, die nur wenig vom Durchschnitt der Bevölkerung abweichen. Ganz entscheidend für den Verlauf der Erkrankung aber ist, dass Patienten mit dem von-Willebrand-Syndrom so gut wie möglich betreut werden. Gewährleistet werden kann dies in spezialisierten Zentren für Gerinnungsstörung, die inzwischen in ganz Deutschland verbreitet sind.

Dr. med. Karin Kurnik
PD Dr. med. Mario von Depka Prondzinski

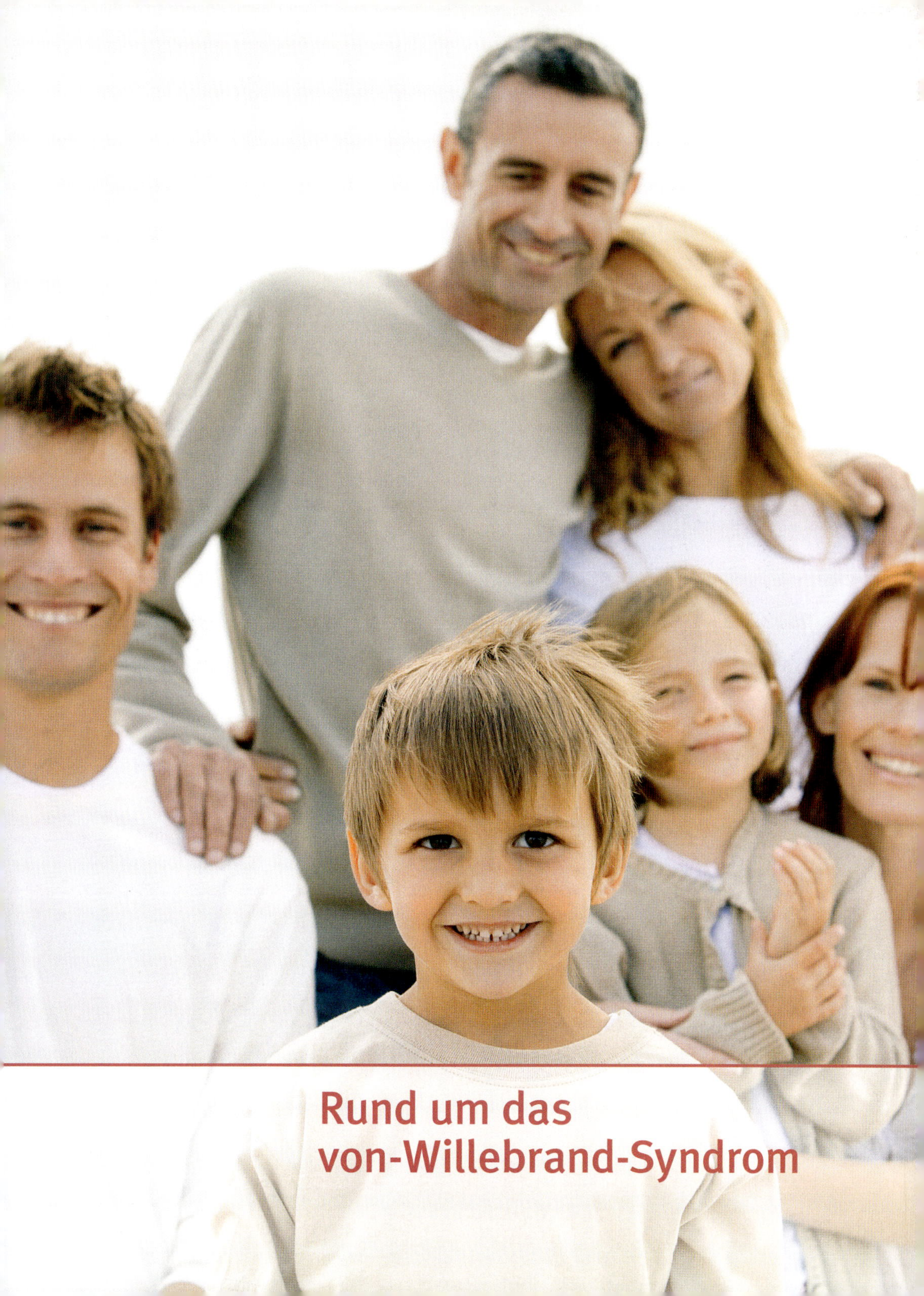

Rund um das von-Willebrand-Syndrom

Rund um das VWS

Was ist das von-Willebrand-Syndrom?

Das von-Willebrand-Syndrom (VWS) ist die häufigste erbliche Blutgerinnungsstörung. Etwa ein Prozent der Bevölkerung, also immerhin einer von hundert, ist davon betroffen. Allein in Deutschland sind das über 800 000 Menschen – viele, ohne es zu wissen. Wirklich von Bedeutung ist das von-Willebrand-Syndrom allerdings lediglich bei etwa einem von 8 000 Personen.

Typisch für das von-Willebrand-Syndrom ist eine große Bandbreite. Das gilt sowohl für die Erbgänge und Gendefekte als auch für die verschiedenen Typen und Schweregrade. Nur schwere Verlaufsformen, die innerhalb der Familie bereits bekannt sind oder durch dramatische Blutungen offensichtlich sind, werden schon früh erkannt. Häufiger fällt ein von-Willebrand-Syndrom gar nicht oder erst in einer späteren Lebensphase auf, beispielsweise bei einem Unfall, einer aufwändigen Zahnoperation oder einer Geburt. Denn die mit der Blutgerinnungsstörung einhergehende Blutungsneigung ist sehr unterschiedlich ausgeprägt. Drei Viertel der »von-Willebränder« haben einen milden Verlauf. Nur bei 0,5 bis 3 Personen von einer Million Menschen ist die Verlaufsform schwer. Dazwischen gibt es ein breites Spektrum an Beschwerden, welches diese Blutgerinnungsstörung verursachen kann. Es reicht von gelegentlichem Nasenbluten und blauen Flecken, verstärkter Regelblutung bis hin zu schweren Gelenkblutungen. Dem Variantenreichtum sind kaum Grenzen gesetzt.

Veränderte Erbinformationen für den von-Willebrand-Faktor, einen Eiweißstoff, der für eine schnelle Blutgerinnung enorm wichtig ist, sind die häufigste Ursache des von-Willebrand-Syndroms. Manche Patienten produzieren nur etwas geringere Mengen an von-Willebrand-Faktor als Gesunde. Bei anderen ist der Eiweißstoff nicht richtig zusammengebaut und deshalb nur eingeschränkt wirksam. Selten wird nahezu kein von-Willebrand-Faktor produziert.

Ebenso wie die besser bekannte Hämophilie (Bluterkrankheit), ebenfalls eine angeborene Blutgerinnungsstörung, wird auch das von-Willebrand-Syndrom vererbt. Da der Erbgang anders ist als bei der Hämophilie (siehe Seite 38), können nicht nur Männer, sondern Männer und Frauen gleichermaßen erkranken und die Krankheit weitervererben. Daneben gibt es Umstände bzw. Erkrankungen, aufgrund derer man ein VWS auch erwerben kann.

Leben lässt es sich mit dem von-Willebrand-Syndrom inzwischen ohne größere Einschränkungen. Mit den zur

Verfügung stehenden Behandlungskonzepten und Medikamenten ist es gut möglich, die Blutungen zu beherrschen. Bei leichten Verlaufsformen kann eine lokale Behandlung der Wunde schon ausreichen. Bei schwereren Verlaufsformen kommen Faktorpräparate zum Einsatz, die den fehlenden von-Willebrand-Faktor ersetzen und zusätzlich den Gerinnungsfaktor VIII enthalten, der bei einem von-Willebrand-Syndrom oft ebenfalls vermindert sein kann. Eine frühe Diagnose kann vor Komplikationen bei operativen Eingriffen oder Unfällen schützen, da dann eine gezielte Vorbeugung bzw. Therapie möglich ist.

Entscheidend für den Therapieerfolg und eine hohe Lebensqualität für Patienten mit einem von-Willebrand-Syndrom ist die enge Zusammenarbeit zwischen Hausärzten, Kinderärzten und spezialisierten Zentren für Gerinnungsstörungen, meist Hämophiliezentren.

Geschichte des von-Willebrand-Syndroms

Die Geschichte des von-Willebrand-Syndroms ist noch jung. Erst 1926 wurde diese häufige Blutgerinnungsstörung von einem deutschstämmigen finnischen Internisten zum ersten Mal beschrieben: Erik Adolf von Willebrand entdeckte auf den Åland-Inseln in der Ostsee eine Familie mit schwerem von-Willebrand-Syndrom und betonte vor allem die »frauenspezifischen« Blutungsneigungen mit einer verstärkten und verlängerten Regelblutung und starken Blutungen im Rahmen der Geburt. Damit fand sich auch eine Erklärung für die früher schon beschriebene »weibliche Hämophilie«, deren Ursache bis dahin unklar war. Gemeinsam mit dem Leipziger Hämatologen Jürgens forschte von Willebrand weiter an dieser Blutgerinnungsstörung, die im Laufe der Forscherjahre mehrere Bezeichnungen hatte wie etwa »vererbbare Pseudohämophilie« oder »konstitutionelle Thrombopathie v. Willebrand-Jürgens«. Inzwischen wird sie jedoch international nach ihrem Erstbeschreiber als »von-Willebrand-Syndrom« bezeichnet.

Bis zu den sechziger Jahren war unklar, was die eigentliche Ursache der Gerinnungsstörung war und wie sie sich von der Hämophilie unterschied, die zu diesem Zeitpunkt bereits besser bekannt war. Erst danach wurde eine Substanz im Blutplasma entdeckt, die Einfluss auf die Blutgerinnung hatte. Erstmals nachgewiesen wurde der dann als von-Willebrand-Faktor bezeichnete Eiweißstoff Anfang der siebziger Jahre. 1985 konnte seine Struktur komplett entschlüsselt und die große Streubreite der möglichen Defekte erkannt werden. Mit der

Entdeckung des von-Willebrand-Faktors und seinen Funktionen wurde auch der Grundstein für die Entwicklung einer wirksamen Therapie gelegt.

Die Blutgerinnung

Bluten ist etwas Alltägliches. Wir schneiden uns beim Kartoffelschälen, Kinder fallen vom Fahrrad und kommen mit blutenden Schürfwunden nach Hause, bei der Gartenarbeit stechen wir uns an einem Rosenstrauch und bei einem Autounfall kommen wir vielleicht gerade noch mal mit einer Platzwunde davon. Selbst die innere Blutung eines Körperorgans, etwa der Leber oder des Darms, können wir unbeschadet überstehen. Das Geheimnis ist eine gut funktionierende Blutgerinnung. Sie sorgt dafür, dass wir nicht verbluten, sondern dass die Blutung zum Stillstand kommt und die Wunde verheilt. Als Erinnerung bleibt im schlimmsten Fall eine Narbe zurück. Dass kleine und größere Verletzungen oft so glimpflich verlaufen und wir viele kleine Blutungen in unserem Körper erst gar nicht bemerken, liegt an einer hervorragend funktionierenden und perfekt organisierten Blutstillung.

So funktioniert die Blutgerinnung bei Gesunden

Wenn wir uns verletzen, läuft ein genau ausgeklügeltes System ab, an dessen Ende die Blutstillung und Wundheilung stehen. Entscheidend sind dabei drei Vorgänge, die parallel ablaufen und sich gegenseitig bedingen:

1. **Vasokonstriktion:** Die Gefäßwand der verletzten Blutgefäße zieht sich sofort zusammen. So kann weniger Blut durch die Blutgefäße fließen, der Blutverlust wird eingedämmt.
2. **Thrombozytäre Gerinnung:** Die Blutplättchen (Thrombozyten), die neben den weißen und roten Blutkörperchen zu den Blutzellen gehören, werden aktiviert. Sie kursieren ständig im Blut und achten darauf, ob innere oder äußere Verletzungen auftreten. Tritt der Ernstfall ein, wird der von-Willebrand-Faktor aus der Gefäßwand freigesetzt. Unter seinem Einfluss lagern sich die Blutplättchen auf der Wunde ab und locken noch mehr Blutplättchen an, die wiederum von-Willebrand-Faktor freisetzen. Um die Blutung zu stoppen, klumpen sie zu einem kleinen Häufchen, dem sogenannten Thrombus, zusammen. Dieser Blutpfropf dichtet die Wunde zumindest vorläufig ab und verhindert übermäßigen Blutverlust. Um die Wunde komplett zu verschließen und abzuheilen, genügt dieser »Schnellverband« allerdings nicht.

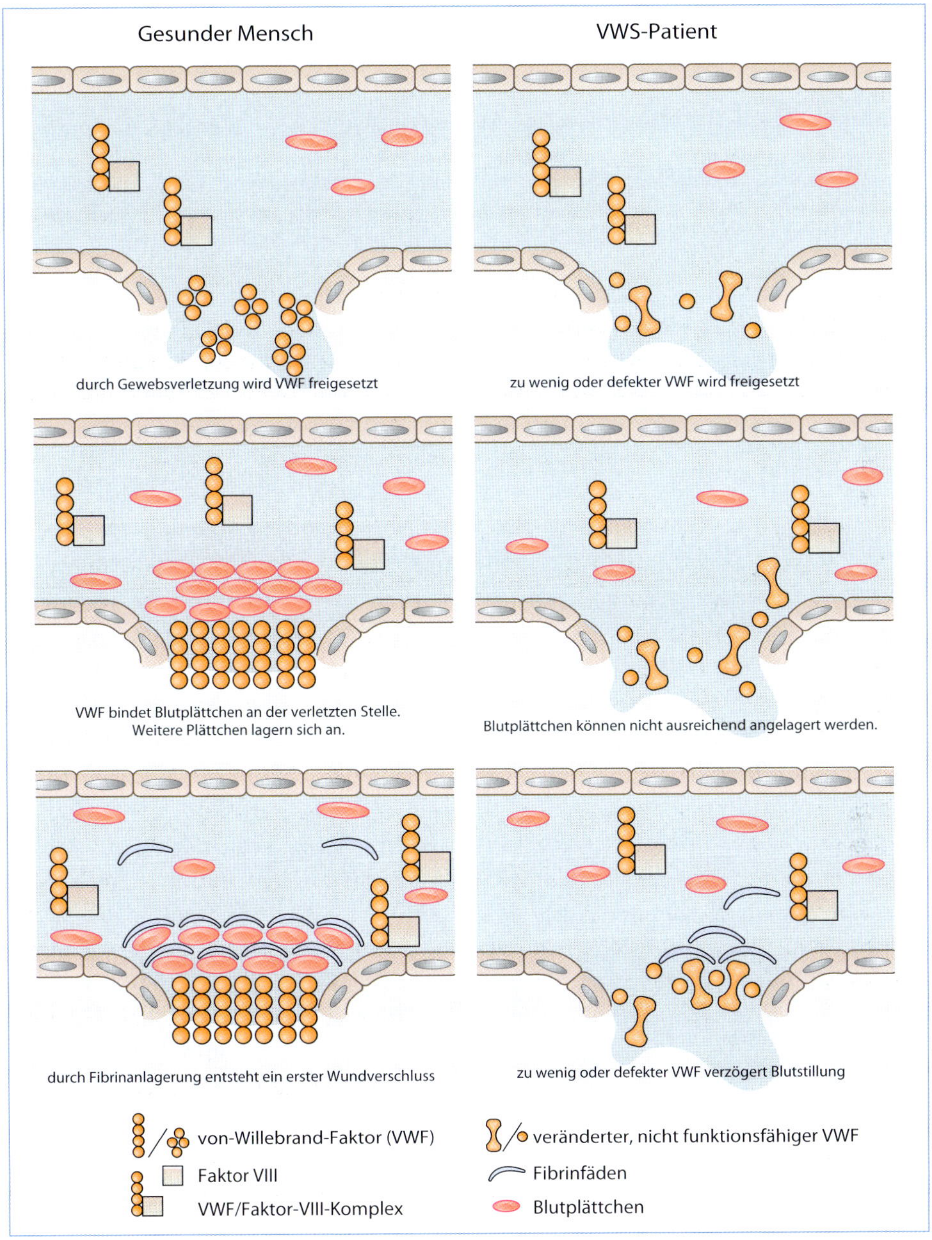

Schematische Darstellung einer Blutung beim Gesunden und beim VWS-Patienten.

3. **Plasmatische Gerinnung:** Die plasmatische Gerinnung ist ein zusätzlicher Schritt auf dem Weg zu einer vollständigen Blutstillung. Notwendig dafür sind die Gerinnungsfaktoren. Dabei handelt es sich um Eiweiße, die den Gerinnungsprozess vorantreiben. Sie werden meist in der Leber gebildet und ins Blut abgegeben. Die verschiedenen Gerinnungsfaktoren werden mit den römischen Zahlen I bis XIII bezeichnet. Solange wir nirgends bluten, sind die Gerinnungsfaktoren inaktiv. Andernfalls würden die Blutgefäße ständig mit Blutgerinnseln verstopft werden. Kommt es zu einer Verletzung, wird eine Reaktion in Gang gesetzt, die in mehrere Reaktionskreisläufe mündet. Angestoßen durch den Gewebefaktor, der durch die Verletzung mit den Gerinnungsfaktoren in Kontakt kommt, aktiviert nun ein Gerinnungsfaktor den anderen. Der von-Willebrand-Faktor sorgt dafür, dass ausreichende Mengen an Gerinnungsfaktor VIII zur Verfügung stehen. Am Ende des »Gerinnungsnetzwerkes« steht die Bildung von Gewebekleber, der als »Fibrin« bezeichnet wird. Fibrin legt sich in dichten Fäden um den Blutpfropf. Das zunächst noch lösliche Fibrin wird in unlösliches Fibrin umgewandelt, das den Blutpfropfen stabilisiert. Es bildet sich eine auch von außen sichtbare Kruste. Erst jetzt ist die Wunde komplett verschlossen und kann abheilen.

Blutgerinnung beim von-Willebrand-Syndrom

Die Blutgerinnung funktioniert nur einwandfrei, wenn thrombozytäre und plasmatische Gerinnung fehlerfrei ablaufen. Voraussetzung für beide Vorgänge sind ausreichende Mengen an von-Willebrand-Faktor. Er erleichtert es den Blutplättchen, sich im Falle einer Gefäßverletzung an der Gefäßwand anzulagern und fördert die Bildung eines Blutpfropfs. Zudem ist er dafür verantwortlich, dass ausreichende Mengen an Gerinnungsfaktor VIII zur Verfügung stehen (siehe Kasten). Beim von-Willebrand-Syndrom wird der von-Willebrand-Faktor gar nicht, in unzureichender Menge oder in nicht funktionsfähiger Form gebildet. Die Blutgerinnung ist gestört. Es kommt zu schweren, mäßigen oder leichten Verlaufsformen.

HINWEIS

Für die Blutgerinnung unabdingbar: Der von-Willebrand-Faktor

Der von-Willebrand-Faktor (VWF) ist der größte Eiweißstoff im menschlichen Blut. Produziert wird er in der Innenhaut der Blutgefäße und in den Blutplättchen. Zunächst entstehen einzelne Aminosäureketten in einer ganz bestimmten Zusammensetzung. Diese sogenannten Monomere lagern sich zu Multimeren zusammen, die unterschiedlich groß sein können, je nachdem wie viele dieser Untereinheiten sich zusammenschließen. Zahlreiche Untereinheiten können sich verbinden. Dann gelangt der VWF entweder gleich ins Blut oder er wird in den Blutplättchen oder der Gefäßwand gespeichert und bei einer Verletzung gezielt freigesetzt.

Die Multimere haben sowohl Bindungsstellen für das Kollagen in der Gefäßwand als auch für die Blutplättchen. Sie sorgen dafür, dass bei einer Verletzung der Gefäßwand die Blutplättchen untereinander und mit der Gefäßwand verkleben. Dazu bildet der VWF eine Brücke zwischen der verletzten Gefäßwand und den Blutplättchen. Vergleichbar einer Holzbrücke funktioniert der VWF nur, wenn die einzelnen Bretter intakt sind. Sind sie morsch oder fehlen einzelne Bretter, ist die Tragfähigkeit der Brücke eingeschränkt. Die Verbindung zwischen Gefäßwand und Blutplättchen ist nicht fest genug. Die Wunde wird nicht richtig verschlossen.

Außerdem ist der VWF ein wichtiger Stabilisator für den Gerinnungsfaktor VIII. Er bindet ihn an sich und schützt ihn so vor dem Abbau durch Enzyme, die den Faktor VIII unwirksam machen. Ist der Gerinnungsfaktor VIII an den VWF gebunden, wird innerhalb von zwölf Stunden die Hälfte des Faktor VIII abgebaut. Ohne diesen Schutz geht der Abbau sechsmal so schnell. Schon nach einer bis zwei Stunden ist die Hälfte der Faktor-VIII-Menge abgebaut.

Große Vielfalt: Typen und Schweregrade beim von-Willebrand-Syndrom

Fallbeispiel 1

Bei einem 3 ½ jährigen Jungen wurde eine Phimoseoperation (Vorhautverengung) durchgeführt.

Da es sich hierbei um einen Routineeingriff handelt, wurde die Operation ambulant durchgeführt. Am Abend des Operationstages traten Blutungen auf. Der Chirurg behandelte das Kind in den darauffolgenden Tagen weiterhin ambulant. Am dritten Tag ging die Mutter auf eigene Entscheidung mit dem Kind in ein Krankenhaus. In den darauffolgenden Tagen planten die Ärzte aufgrund von Sickerblutungen eine erneute Operation.

Angesichts des Verlaufs der Blutungen äußerte der behandelnde Stationsarzt die Vermutung auf eine Blutgerinnungsstörung und bat die Familie in einem speziellen Gerinnungszentrum weitere Untersuchungen durchführen zu lassen. Bei den dortigen Untersuchungen und im Zuge der Familienanamnese wurde festgestellt dass sowohl der Sohn als auch die Mutter an einem VWS vom Typ 1 leiden. Bei weiteren operativen Eingriffen oder Unfällen erhalten nun beide vorbeugend Notfallmedikamente.

Das von-Willebrand-Syndrom wird in die drei Typen 1, 2 und 3 eingeteilt, je nachdem ob ein völliger oder teilweiser Mangel an von-Willebrand-Faktor vorliegt oder ob und wie seine Funktion eingeschränkt ist. Je nach Typ und Ausprägung des Defekts kommt es zu leichten bis schweren Blutungen. Die Typ-Einteilung richtet sich dabei nach Laborbefunden und nicht unbedingt nach der Schwere der Blutungsneigung.

Typ 1: zu wenig von-Willebrand-Faktor (quantitativer Defekt)

Der Typ 1 ist die häufigste Form des von-Willebrand-Syndroms. Er wird bei 60 bis 80 Prozent der Patienten mit einem von-Willebrand-Syndrom diagnostiziert. Die zur Verfügung stehende Menge an funktionstüchtigem VWF scheint zu gering zu sein. Offenbar produzieren Gefäßzellen und Blutplättchen zu wenig VWF. Möglich ist auch, dass der VWF im Blut beschleunigt abgebaut wird oder, seltener, dass er aus den Gefäßzellen oder Thrombozyten nicht freigesetzt werden kann. Je nachdem wie viel VWF letztlich zur Verfügung steht, kann die Blutungssymptomatik sehr leicht bis sehr schwer sein.

Typ 2: von-Willebrand-Faktor mit eingeschränkter Funktion (qualitativer Defekt)

Beim Typ 2 des von-Willebrand-Syndroms gibt es vier verschiedene Subtypen, die eines gemeinsam haben. Der von-Willebrand-Faktor wird in ausreichender Menge, jedoch nicht voll funktionsfähig gebildet; die »Qualität« ist eingeschränkt, man spricht von einem »qualitativen Defekt«. Von der Genmutation hängt es ab, welche der VWF-Funktionen beeinträchtigt ist. Der Einfluss auf die Blutgerinnung ist unterschiedlich. Der Typ 2 ist deshalb vor allem für die große Variabilität des Krankheitsbildes verantwortlich. So kann beispielsweise nur die thrombozytäre Gerinnung, aber auch nur die plasmatische Gerinnung gestört sein.

- **Typ 2A:** Bei Typ 2A werden keine oder nicht genügend große und mittlere VWF-Multimere gebildet. Zusätzlich ist die Funktion gestört, so dass der von-Willebrand-Faktor nicht ausreichend an Blutplättchen und Kollagen bzw. verletzter Gefäßinnenwand binden kann.
- **Typ 2B:** Bei Typ 2B ist die Bindungsfähigkeit des VWF an Thrombozyten

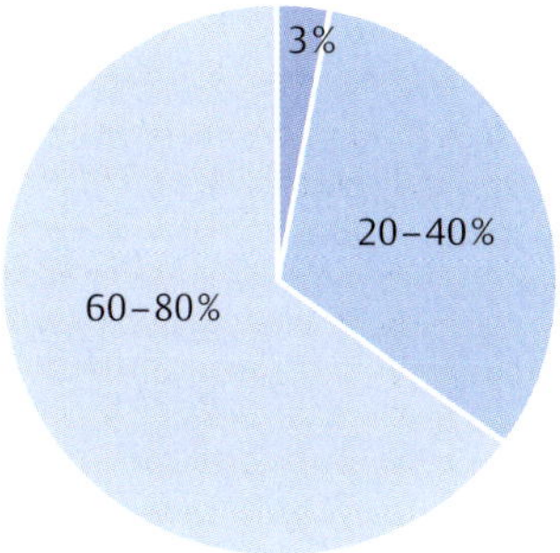

Typ	Defekt	Blutungssymptome
Typ 1	VWF vermindert	meist leicht
Typ 2	VWF verändert	sehr unterschiedlich
Typ 3	VWF fehlt oder stark vermindert	meist schwer

Verteilung der Typen des von-Willebrand-Syndroms.

erhöht. Dies führt zu einem vorzeitigen Abbau an Blutplättchen und von-Willebrand-Faktor.

- **Typ 2M:** Beim Typ 2M ist ähnlich wie beim Typ 2A die Bindungsfähigkeit an Thrombozyten und Kollagen gestört. Ursache ist jedoch nicht das Fehlen großer bzw. mittlerer Multimere.
- **Typ 2N:** Bei Typ 2N besteht ein Defekt an der Bindungsregion für den Gerinnungsfaktor VIII. Der VWF kann den Faktor VIII nicht mehr stabilisieren. Er wird zu schnell abgebaut und es kommt zu einem Faktor-VIII-Mangel. Je nachdem wie ausgeprägt der Defekt ist, kann der Faktor-VIII-Spiegel auf unter zehn Prozent der normalen Konzentration sinken, in Einzelfällen liegt er gar unter einem Prozent. Dies entspricht einer schweren Hämophilie, bei der Faktor VIII nahezu fehlt.

Der häufigste Subtyp des Typ-2-VWS ist der Typ 2A mit etwa 60 Prozent, gefolgt vom Typ 2M mit knapp 30 Prozent. Typ 2B und Typ 2N finden sich bei etwa zehn Prozent der Typ-2-VWS-Patienten.

Typ 3: Der Typ 3 ist die seltenste und gleichzeitig schwerste Form des von-Willebrand-Syndroms, denn es wird (nahezu) kein VWF produziert. Etwa drei Prozent der »Willebränder« leiden unter dieser schweren Form der Blutgerinnungsstörung (siehe Seite 8).

Je nachdem, welcher Typ des von-Willebrand-Syndroms vorliegt, ist nur die thrombozytäre oder nur die plasmatische Gerinnung betroffen, selten auch beide Vorgänge:

Typ	1 + 3	2A/2B/2M	2N
thrombozytäre Gerinnung	betroffen	betroffen	nicht betroffen
plasmatische Gerinnung	betroffen	teilweise betroffen	betroffen

Ob und wie stark ein von-Willebrand-Patient blutet, ist individuell sehr verschieden, auch wenn der gleiche Typ oder sogar die gleiche Genmutation vorliegt. Selbst die Menge an von-Willebrand-Faktor im Blut sagt nicht zwingend etwas über die Schwere der Blutungssymptomatik aus.

Vererbung: Vielfalt der Vererbungsmöglichkeiten

Das von-Willebrand-Syndrom kann vererbt werden. Die Erbinformation für den Bau des von-Willebrand-Faktors, die auf der menschlichen Erbsubstanz gespeichert ist, ist bei diesen Patienten defekt. Der Bauplan für das große Eiweißmolekül ist dann fehlerhaft. Wo die Erbinformation für den von-Willebrand-Faktor liegt, ist genau bekannt, nämlich am Ende des kurzen Arms von Chromosom 12 (siehe Seite 17). In den letzten Jahren und Jahrzehnten ist es gelungen, zahlreiche Veränderungen der Erbinformation zu entschlüsseln, die zu den beschriebenen quantitativen und qualitativen Defekten des von-Willebrand-Faktors führen. Viele dieser Genmutationen lassen sich molekulargenetisch exakt identifizieren. Manche treten häufig auf, andere nur selten. Beobachtet werden Häufungen von Mutationen in bestimmten Regionen. So tritt eine bestimmte Genveränderung, die zu einem schweren Typ-3-von-Willebrand-Syndrom führt, rund um die Ostsee besonders häufig auf. Sie wurde auf der Hälfte der Chromosomen schwedischer Patienten, auf bis zu 15 Prozent der Chromosomen deutscher Patienten und bei bis zu 75 Prozent der Chromosomen polnischer Patienten mit VWS Typ 3 gefunden, nicht jedoch bei Patienten aus den Niederlanden oder der Türkei.

Die defekte Erbinformation wird innerhalb der Familie vererbt. Anders als bei der Hämophilie (siehe Seite 38), die über einen einzigen Erbgang weitergegeben wird, gibt es beim von-Willebrand-Syndrom mehrere Möglichkeiten der Vererbung, je nachdem welcher Typ vorliegt.

Ausflug in die Vererbungslehre

Um genau zu verstehen, wie sich Krankheiten von den Eltern auf die Kinder vererben können, ist ein kleiner Ausflug in die genetischen Grundlagen notwendig. Jede Zelle unseres Körpers enthält 46 Chromosomen – die Träger der Erbinformation. Die Hälfte der Chromosomen stammt aus der Eizelle der Mutter, die andere Hälfte aus der Samenzelle des Vaters. Diese Gene enthalten alle Informationen, die notwendig sind, damit bei der Entstehung des Menschen ein funktionsfähiger Organismus entsteht. Und sie beeinflussen unser Äußeres, sind also

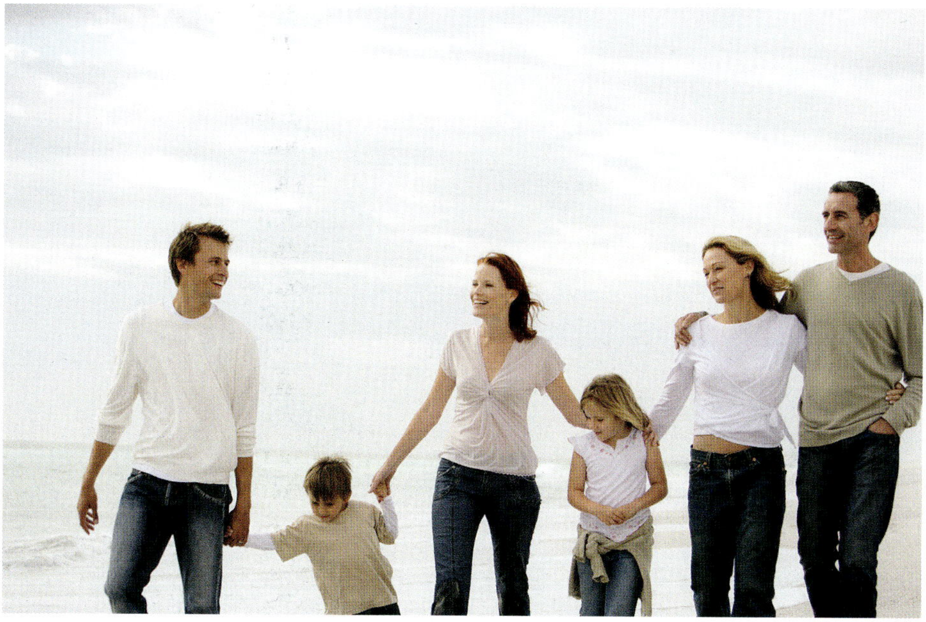

auch der Grund dafür, dass wir verschieden aussehen. 44 der 46 Chromosomen liegen in äußerlich gleich beschaffenen Paaren vor, es sind die »autosomalen« Chromosomen. Das heißt: Jede Erbinformation ist sicherheitshalber zweimal vorhanden. Ist die Erbinformation auf einem Chromosom beschädigt, kann das häufig von der intakten Erbinformation auf dem anderen Chromosom ausgeglichen werden. Der Mensch ist trotz einer geschädigten Erbinformation nicht krank. Zusätzlich hat jeder Mensch zwei Geschlechtschromosomen, die darüber entscheiden, ob aus der befruchteten Eizelle ein Mann oder eine Frau wird.

Erbinformationen weitergeben

Die Bauanleitung für den von-Willebrand-Faktor befindet sich auf dem Chromosom 12, einem autosomalen Chromosom. Männer und Frauen können gleichermaßen Träger der Erbinformation sein. Entsprechend kann auch die Krankheit bei Männern und Frauen gleichermaßen auftreten und von beiden vererbt werden. Die Gendefekte werden je nach Typ des von-Willebrand-Syndroms rezessiv oder dominant weitergegeben (siehe Kasten).

Wie das VWS vererbt wird und welches Risiko mögliche Nachkommen haben, selbst zu erkranken oder Überträger

HINWEIS

Typsache: rezessiver oder dominanter Erbgang

Ob sich ein Merkmal oder eine Erbkrankheit bei Ihrem Kind durchsetzt oder nicht, hängt davon ab, ob eine Erbanlage »dominant« oder »rezessiv« vererbt wird. Einfaches Beispiel ist die Augenfarbe. Lautet der Bauplan für die Augenfarbe auf dem mütterlichen und väterlichen Gen »blau«, wird das Kind blaue Augen haben. Lautet er dagegen auf einem Gen »blau« und auf dem anderen »braun«, entsteht kein blau-brauner Mix, sondern die Augen werden braun. Braun hat sich durchgesetzt, diese Erbinformation wird dominant vererbt. Auch bei den meisten Typen des von-Willebrand-Syndroms genügt es, wenn nur ein Gen die defekte Erbinformation trägt, damit die Krankheit ausbricht, nämlich bei Typ 1, Typ 2A, Typ 2B und Typ 2M. Diese VWS-Typen werden dominant vererbt. Auch wenn das andere Gen die richtige Erbinformation trägt, liegt ein VWS vor.

Anders ist es beim rezessiven Erbgang: Hier kann der Defekt auf einem Gen durch eine richtige Erbinformation auf dem anderen Gen »überstimmt« werden. Die Erbinformation für die Augenfarbe »Blau« ist ein Beispiel für ein rezessives Gen. Nur Menschen mit dem »blauen« Gen auf beiden Chromosomen haben auch blaue Augen. Beim VWS werden der Typ 3, also die schwerste Form, und der Typ 2N rezessiv vererbt. Ein von-Willebrand-Syndrom liegt nur dann vor, wenn die Erbinformation auf beiden Genen fehlerhaft ist.

der Erbkrankheit zu werden, lässt sich erst sagen, wenn der VWS-Typ genau bestimmt ist. Dann sind vier Varianten möglich:

1. Rezessiver Erbgang, defekte Erbinformation bei einem Elternteil
Kein Kind wird am von-Willebrand-Syndrom erkranken. Für jedes Kind liegt das Risiko, Träger der defekten Erbinformation zu werden, bei 50 Prozent.

2. Rezessiver Erbgang, defekte Erbinformation bei beiden Elternteilen
Das Risiko für ein von-Willebrand-Syndrom beträgt für jedes Kind 25 Prozent. Das Risiko, Träger der Erbinformation zu werden, liegt bei 50 Prozent.

3. Dominanter Erbgang, defekte Erbinformation bei einem Elternteil
Das Risiko für ein von-Willebrand-Syndrom beträgt für jedes Kind 50 Prozent. Gesunde Kinder sind auch keine Überträger.

4. Dominanter Erbgang, defekte Erbinformation bei beiden Elternteilen
Das Risiko für ein von-Willebrand-Syndrom beträgt für jedes Kind 75 Prozent.

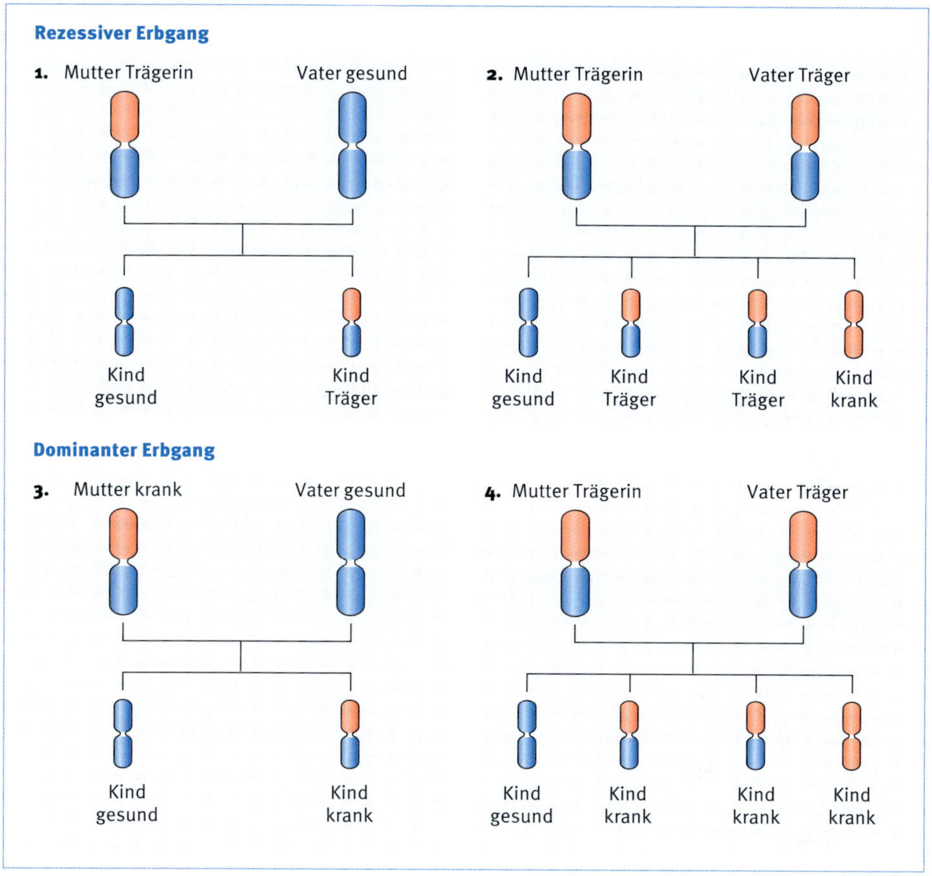

Vererbung des von-Willebrand-Syndroms.

Außerdem gilt: Der Genotyp bestimmt nicht zwingend den Phänotyp. Das heißt: Auch wenn der Gendefekt der gleiche ist, kann die Blutungsneigung unterschiedlich sein. Das gilt auch innerhalb einer Familie. Leidet der Vater unter einer ausgeprägten Neigung zu bluten, gilt das nicht zwingend für seine Tochter, die seine Erbinformation erhält. Und umgekehrt.

HINWEIS

Alles Zufall!

Wird mein Kind auch an dem von-Willebrand-Syndrom erkranken? Diese Frage beschäftigt Eltern, von denen einer oder beide Träger der Erbkrankheit sind, intensiv. Der Blick auf den Erbgang ist allerdings nur bedingt aussagefähig. Denn er zeigt nur Wahrscheinlichkeiten. Für den konkreten Einzelfall sagt das wenig. Auch wenn ein Mann eine dominant vererbbare Erbinformation trägt, können alle Kinder gesund sein. Oder alle krank. Letztlich ist es in der individuellen Situation reiner Zufall, welche Chromosomenpaare sich bei der Befruchtung finden.

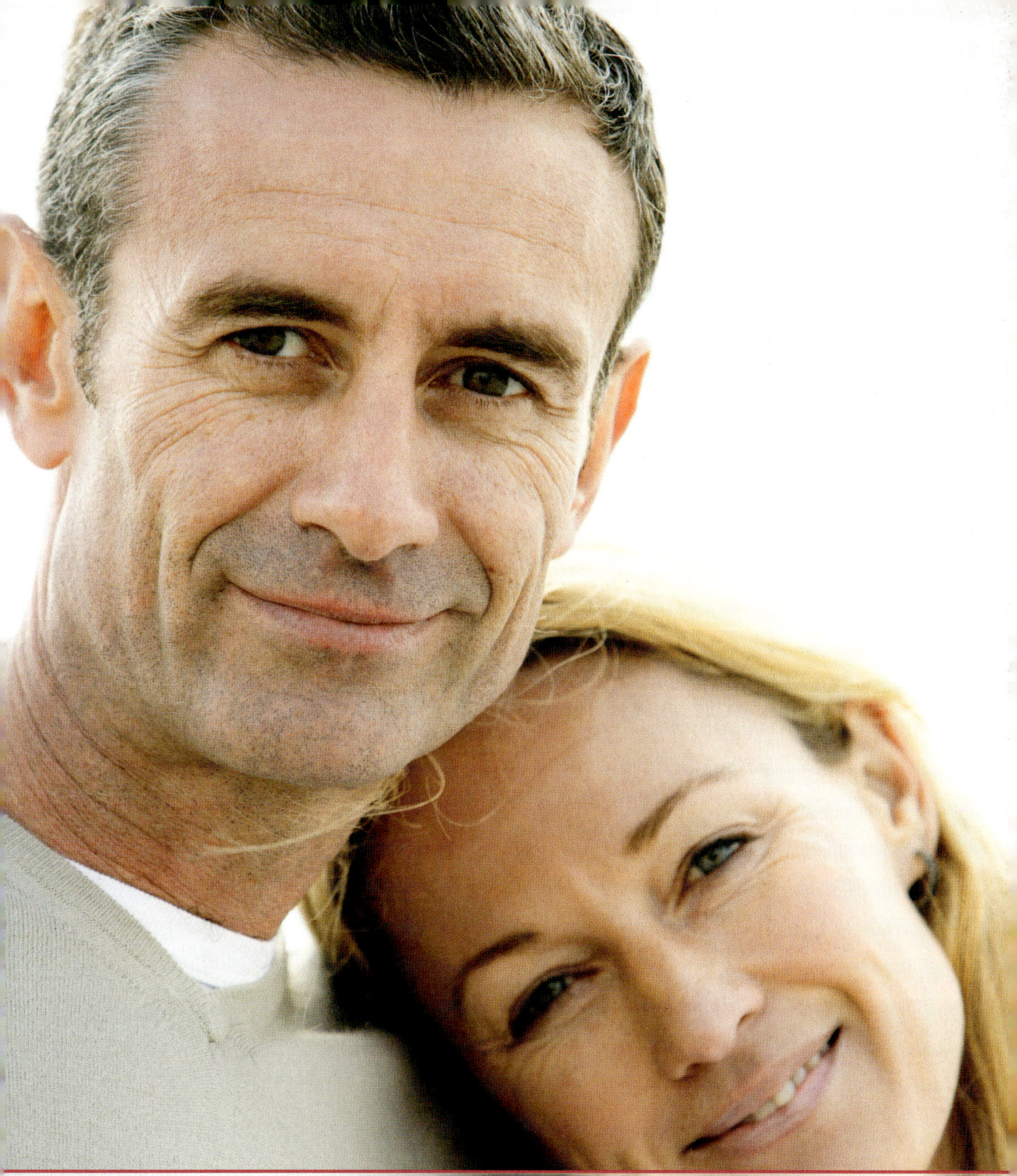

Das von-Willebrand-Syndrom erkennen

Das VWS erkennen

Ein von-Willebrand-Syndrom sicher zu diagnostizieren, ist eine echte Herausforderung für die Hämostaseologen. Sie stützen sich dabei auf Laboruntersuchungen und eventuell molekulargenetische Untersuchungen, zunächst aber vor allem auf die Krankheitsgeschichte und die Blutungssymptomatik bei Ihnen als Patient und Ihren Familienangehörigen. Dies wird als Eigen- und Familienanamnese bezeichnet.

Fallbeispiel 2

Bei einer inzwischen 22jährigen Frau traten seit dem zehnten Lebensjahr immer wieder schmerzhafte Schwellungen an den Fingergelenken auf, meist am Ringfinger der linken Hand. Zum Teil wurden sie durch Verletzungen hervorgerufen. Eine rheumatische Erkrankung als Ursache der Beschwerden konnte ausgeschlossen werden. Bei der Befragung der Familienmitglieder stellte sich heraus, dass die Mutter eine starke Blutungsneigung hatte, die vier Jahre jüngere Schwester seit ihrem achten Lebensjahr unter chronischen Kniegelenksschwellungen litt. Bei Mutter und Schwester wurde ein VWS Typ 2M diagnostiziert, bei der Patientin selbst dagegen ein VWS vom Typ 1 mit immer wieder auftretenden Gelenkblutungen. Auch sie konnte dann erfolgreich mit einem Faktorkonzentrat behandelt werden.

Hauptsymptom Blutungen

Wer unter einem von-Willebrand-Syndrom leidet, hat eine erhöhte Neigung zu bluten. Schwere Verlaufsformen sind entweder in der Familie bereits bekannt oder sie werden früh diagnostiziert. Doch viele Träger einer defekten Erbinformation auf dem von-Willebrand-Gen, vor allem vom Typ 1, wissen nichts von ihrer Erkrankung. Manchmal verläuft die Krankheit bei ihnen ein Leben lang unbemerkt. Bei anderen wird sie schließlich erkannt, wenn es bei zahnärztlichen Eingriffen, Operationen, Entbindung oder Verletzungen zu unerwartet starken Blutungen kommt. Ein weiterer Hinweis sind frühere Bluttransfusionen oder auch eine Anämie (Blutarmut).

Das klassische Symptom des von-Willebrand-Syndroms ist die verstärkte Schleimhautblutung, die sich vor allem durch Nasenbluten und Blutungen der Mundschleimhaut, bei kleinen Verletzungen oder auch spontan zeigen kann (siehe Kasten). Bei Frauen fällt häufig eine deutlich verlängerte oder verstärkte Regelblutung auf. Hinweise sind auch häufige Blutergüsse. Selten, vor allem bei schweren Verläufen, können auch

HINWEIS

Typische Symptome beim von-Willebrand-Syndrom

- Nasenbluten
- Blutungen der Mundschleimhaut
- Blutungen beim Zahnwechsel
- Blutungen nach Zahnextraktion, Entfernung der Polypen oder Mandeln sowie anderen Operationen im Schleimhautbereich
- Verstärkte Blutungen aus kleinen Wunden
- Oberflächliche Hämatome (»blaue Flecken«), Hämatome und Weichteilblutungen nach Impfungen
- Ungewöhnliche Blutungen nach Operationen und nach Entbindungen
- Bei Frauen: verlängerte und verstärkte Regelblutungen, verlängerte Blutungen bei der Entbindung, manchmal wiederholt auftretende Fehlgeburten
- Anfallsartig auftretende, schmerzhafte kleine Hämatome an der Handinnenfläche
- Selten: Gelenk- und Muskelblutungen.
- Selten: Blutungen aus dem Magen-Darm-Trakt, Blutungen aus dem Urogenitaltrakt

Magen-Darm-Blutungen, Blutungen aus dem Urogenitalbereich (»roter« Urin) oder Gelenkblutungen auftreten.

Das Spektrum der Blutungen zeigt deutlich: Gynäkologen, Chirurgen, HNO-Ärzte, Zahnärzte, aber auch Kinderärzte sind für die Diagnosestellung von großer Wichtigkeit, da sie oft als Erste mit der erhöhten Blutungsneigung konfrontiert werden.

Wie schwer die Blutung ist und wo sie am häufigsten auftritt, hängt vom zugrundeliegenden Defekt und damit auch vom Typ des von-Willebrand-Syndroms ab. Aber auch innerhalb der einzelnen VWS-Typen sind die Unterschiede im Schweregrad groß:

Kaum Spielraum im Schweregrad gibt es beim Typ 3 des von-Willebrand-Syndroms, bei dem der von-Willebrand-Faktor (nahezu) völlig fehlt und deshalb auch die Faktor-VIII-Konzentration sehr niedrig ist. Die Folge sind schwere Störungen der thrombozytären und plasmatischen Gerinnung. Bei diesem VWS-Typ kommt es zu schweren Schleimhautblutungen. Auch Gelenk- und Muskelblutungen, wie sie für die klassische Bluterkrankheit typisch sind, können auftreten. Sehr selten sind auch gefährliche Gehirnblutungen möglich.

Beim von-Willebrand-Syndrom Typ 1 sind häufig ebenfalls thrombozytäre und plasmatische Gerinnung gestört. Die Ausprägung der Blutung hängt davon ab, welche Menge an von-Willebrand-Faktor noch zur Verfügung steht. Je mehr in den Blutkreislauf gelangt, um so milder wird die Symptomatik sein. Meist sind die Blutungssymptome leicht. Es gibt aber auch schwere Verläufe unter Typ-1-Patienten.

Besonders variabel ist die Blutungssymptomatik beim Typ 2. Hier kommt es auf den Subtyp an, welche Etappe der Blutgerinnung gestört ist. Beim Typ 2A ist oft nur die thrombozytäre Gerinnung gestört, beim Typ 2N mit einer verminderten Faktor-VIII-Konzentration »nur« die plasmatische Gerinnung. Doch auch dann kann der Schweregrad variieren. Gerade bei einem schweren Typ 2N mit stark erniedrigten Faktor-VIII-Spiegeln können ähnlich schwere Blutungen auftreten wie beim Typ 3, einschließlich Gelenk- und Muskelblutungen.

Typisch: Schleimhautblutungen

Schleimhautblutungen sind bei allen Patienten mit einem von-Willebrand-Syndrom die häufigsten Blutungen. Sie können spontan auftreten oder durch kleine Verletzungen hervorgerufen werden. Es muss immer im Auge behalten werden, dass der Schweregrad der Blutung stark variieren kann. Hier ein kurzer Überblick:

Nasenbluten

Nasenbluten ist das häufigste Symptom bei einem von-Willebrand-Syndrom. Es kann spontan auftreten, durch Schnupfen ausgelöst werden, aber auch durch direkte Verletzungen der Nasenschleimhaut, bei Kindern etwa durch kleine Gegenstände, die sie sich in die Nase stecken. Da das Blut durch Rachen und Speiseröhre in den Magen und weiter in den Darm gelangt, kann auch der Stuhl dunkel gefärbt sein. Viele Patienten, bei denen ein von-Willebrand-Syndrom festgestellt wird, erinnern sich rückblickend, dass sie häufig Nasenbluten hatten. Ab der Pubertät nimmt die Häufigkeit dann meist ab. Im Alter kann es bei Entwicklung eines Bluthochdrucks oder von Allergien wieder auftreten.

Blutungen der Mundschleimhaut

Schnitt-, Riss- und Bissverletzungen im Mund sind häufig Ursachen von Schleimhautblutungen. Schwere Blutungen in der Mundhöhle und am Gaumen, am Mundboden- und Zungenbodengrund können gefährlich werden, da Erstickungsgefahr besteht. Typisch für das von-Willebrand-Syndrom sind Blutungen beim Zahnwechsel, bei dem es üblicherweise kaum blutet. Dass es im Mund besonders häufig blutet, liegt auch an einer Substanz im Speichel, die Blutgerinnsel auflösen kann. Dies erschwert die Blutgerinnung zusätzlich.

Blutungen der Gebärmutterschleimhaut

Zwischen 70 und 100 Prozent der Frauen mit einem von-Willebrand-Syndrom leiden unter verstärkten und lang anhaltenden Regelblutungen. Sie sind häufig ein erster Hinweis auf die Erkrankung (siehe Seite 60).

Blutungen (unter) der Haut

Blaue Flecken sind bei einem von-Willebrand-Syndrom häufig. Schon leichtere Stöße können zu solchen Hämatomen führen. Manchmal können sie auch ohne vorhergehende Verletzung auftreten. Sie sind harmlos, solange sich darunter keine Muskelblutungen verbergen, können aber ein wichtiger Hinweis auf die Blutgerinnungsstörung sein. Schnitt-, Schürf- und Kratzwunden können ebenfalls schlechter abheilen, bereiten aber nur wenige Probleme.

Blutungen im Verdauungstrakt, Nierenblutungen

Blutungen der Magen- und Darmschleimhaut (Symptom: Teerstühle) sowie Nierenblutungen und Blutungen der ableitenden Harnwege sind bei Patienten mit einem von-Willebrand-Syndrom selten und treten vor allem bei schweren Verläufen auf. Kommt es bei einem Patienten mit von-Willebrand-Syndrom zu Blutungen in diesen Bereichen, sollten deshalb unbedingt auch andere Ursachen abgeklärt werden. Hinter Magen-Darm-Blutungen können beispielsweise Entzündungen, Geschwüre und Polypen stecken. Übrigens: Auch ein knallroter Urin ist kein Grund zu erschrecken, denn schon kleinste Blutmengen färben den Urin intensiv.

Problem bei schwerem VWS-Verlauf: Gelenk- und Muskelblutungen

Blutungen in den Gelenken, das charakteristische Zeichen der schweren Hämophilie, sind bei einem von-Willebrand-Syndrom insgesamt selten. Sie werden vor allem bei Patienten mit einem Typ-3-VWS oder einem Typ-2N-VWS mit stark erniedrigtem Faktor

WICHTIG

Zähne putzen nicht vergessen!

Schulanfänger verweisen meist stolz auf ihre Zahnlücken als Zeichen dafür, dass sie jetzt schon richtig groß sind. Der Zahnwechsel ist meist unproblematisch. Nur bei einem Kind mit einem schweren von-Willebrand-Syndrom kann es zu ausgeprägteren Blutungen beim Zahnwechsel kommen. Generell können Blutungen durch konsequente Zahnpflege (siehe Seite 77) zumindest verringert werden. Auch Kinder mit einem von-Willebrand-Syndrom gehören mit dem Durchbruch des ersten Milchzahns regelmäßig in zahnärztliche Behandlung. Wichtig ist, dass der Zahnarzt über die Krankheit informiert ist.

VIII zum Problem. Kommt es aber zu Blutungen ins Gelenk, gehören sie zu den stärksten Bedrohungen, denn sie schädigen langfristig die Gelenke und die dazugehörige Muskulatur. Vor allem, weil sie immer wieder auftreten und Gelenkkapsel, Gelenkknorpel und Gelenkknochen angreifen. Die durch die Blutungen hervorgerufenen krankhaften Veränderungen im Gelenk führen oft zu einer Schonhaltung. Dadurch können auch andere Gelenke in Mitleidenschaft gezogen werden. Es kommt zu Fehlstellungen, Gangbildveränderungen und Bewegungseinschränkungen. Diese Entwicklung findet jedoch nur statt, wenn keine oder eine nur unzureichende Therapie durchgeführt wird. Gelenkblutungen müssen deshalb rasch erkannt und wirksam behandelt werden. Dann können diese Folgeschäden verhindert werden.

Blut gehört nicht ins Gelenk

Gelenke verbinden die Knochen und machen sie beweglich. Nur wenn sie funktionieren, können wir uns schmerzfrei bewegen und ohne Probleme laufen, tanzen, schreiben oder Sport treiben. Viele Gelenke bestehen aus Gelenkkopf und Gelenkpfanne, die mit elastischem Knorpel überzogen sind. Bei heranwachsenden Kindern befinden sich in der Nähe der Gelenke sogenannte Wachstumszonen, von denen aus der Knochen wächst. Ist die vorprogrammierte Körpergröße erreicht, verknöchern diese Bereiche. Umhüllt wird das Gelenk von einer Gelenkkapsel. Sie ist immer von einer gut durchbluteten Schleimhaut überzogen, der Synovialis. Diese Schleimhaut ernährt das Gelenk. Und sie sondert die Gelenkschmiere ab, die die Bewegung des Gelenkkopfes in der Gelenkpfanne erst möglich macht.

Bei einer Gelenkblutung blutet es aus den zahlreich vorhandenen Blutgefäßen in der Synovialis. Die Blutung beginnt an einer Stelle und kann sich über die gesamte Schleimhaut ausbreiten. Das Blut kann nicht abfließen, da das Gelenk von der Gelenkkapsel dicht verschlossen ist. Wird die Blutung nicht sofort gestillt, fließt deshalb so lange Blut in das Gelenk, bis der Druck in der Gelenkkapsel so groß ist wie der Druck im Blutgefäß, aus dem das Blut fließt. Erst dann kommt die Blutung zum Stillstand. Das Blut löst im Gelenk eine entzündliche Reaktion aus. Auch schädliches Eisen aus dem Blut kann sich in den Gefäßen und der Gelenkschleimhaut ablagern. Gleichzeitig versucht das Gelenk das Blut wieder zu entfernen. Die Synovialis setzt deshalb Enzyme frei, die das Blut abbauen sollen. Denn Blut gehört nicht in das Gelenk. Diese kleinen »Putzteufelchen« schädigen aber auch die Gelenkinnenhaut und den Knorpel. Erst, wenn das Blut wieder in den Blutstrom aufgenommen worden ist, kann das Innere des Gelenks völlig abheilen. Je nach Ausmaß der Blutung kann dies Tage oder Wochen dauern.

Dieser Prozess der Gelenkblutung hat kurz- und langfristige Folgen:

- Das Gelenk schwillt an und ist extrem schmerzempfindlich.
- Zur Druckentlastung nimmt der Patient eine Schonhaltung ein. Andere Gelenke werden belastet.
- Die Entzündung führt zu einer Verdickung und Wucherung der Gelenkinnenhaut. Die Gefahr von Blutungen nimmt zu.
- Nach mehreren Blutungen bildet sich gut durchblutetes Wucherungsgewebe, das immer häufiger blutet.
- Das Gelenk wird durch die häufigen Blutungen allmählich zerstört und zunehmend instabiler. Fehlstellungen und Bewegungseinschränkungen treten auf.

Besonders gefährdet: Knie-, Sprung- und Ellbogengelenk

Blutungen können in allen Gelenken auftreten. Am weitaus meisten gefährdet aber sind die größeren Gelenke: das Kniegelenk, das Sprunggelenk und das Ellbogengelenk.

Kniegelenke: Häufige Blutungen in Kniegelenke sind besonders gefährlich, weil diese Gelenke das gesamte Körpergewicht tragen. Langfristig kommt es zu einer Beugehaltung mit Fehlbelastung von Hüft- und Sprunggelenk. Das zweite Knie wird übermäßig belastet, da es den Großteil des Körpergewichts tragen muss. Es kann zu einem ungleichen Wachstum der Beine kommen sowie zu X-Beinen.

Sprunggelenk: Für die Sprunggelenke besteht vor allem im Kindesalter Blutungsgefahr. Durch die massive Blutansammlung im Gelenk kann sich akut ein Spitzfuß entwickeln, der nach mehrfachen unbehandelten Blutungen als Schonhaltung erhalten bleibt.

Ellbogengelenk: Blutungen ins Ellbogengelenk sind weniger folgenschwer, da das Gelenk kein Körpergewicht trägt und benachbarte Gelenke durch eine Fehlfunktion nicht zusätzlich belastet werden. Es besteht jedoch das Risiko der Versteifung des Gelenks in Beugestellung und einer eingeschränkten Drehfähigkeit des Unterarms.

HINWEIS

Gelenkblutungen in die Kniegelenke können bei Kindern zu ungleichmäßigem Wachstum führen.

Die Folgen solcher Gelenkblutungen sind aber noch weitreichender. Ist ein Gelenk nur eingeschränkt beweglich, wird auf längere Sicht auch die das Gelenk umgebende Muskulatur verkümmern, da der Muskel weniger beansprucht wird. Bänder und Sehnen machen schlapp und schwächen das Gelenk zusätzlich. Es entwickelt sich ein »Schlottergelenk«. Diese Gelenkinstabilität erhöht die Gefahr von Blutungen weiter.

Das VWS erkennen

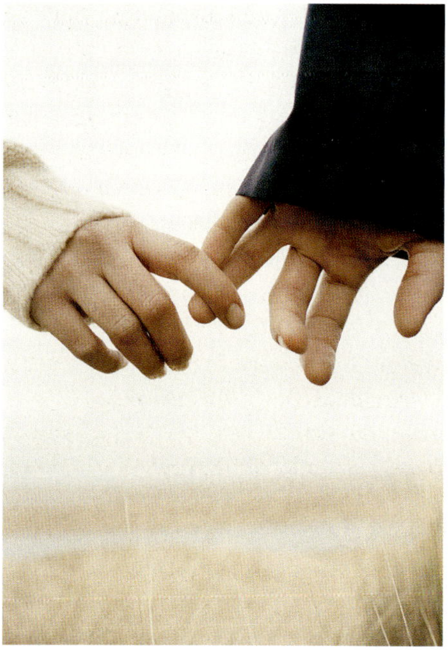

Gelenkblutungen schnell erkennen

Manche Patienten spüren eine beginnende Einblutung in das Gelenk als »Aura«, noch bevor das Gelenk warm wird oder anschwillt. In den meisten Fällen ist es aber nicht einfach, eine Gelenkblutung schnell zu erkennen, insbesondere bei sehr kleinen Kindern, die sich zu auftretenden Beschwerden nicht oder erst spät äußern können. Äußere Anzeichen am Gelenk gibt es anfangs kaum, lediglich, wenn etwa nach einer kleinen Verletzung, auch die Hautbezirke um das Gelenk unterblutet sind und blaue Flecken aufweisen. Dennoch gibt es konkrete Hinweise, die eine Gelenkblutung wahrscheinlich machen (siehe Kasten). So kommt es zu Schwellung und Schmerzen. Ihr Baby bewegt sich nicht mehr seitengleich, Gelenkfehlhaltungen wie Beugungen und Streckungen treten auf. Um sie zu erkennen, ist es hilfreich, wenn Sie wissen, wie sich Ihr Kind ohne Beeinträchtigung bewegt. Betrachten Sie Ihr Kind deshalb genau, wenn es keine Gelenkeinblutungen hat und verschaffen Sie sich einen Eindruck über die Bewegungen. Dann fallen Ihnen Unterschiede schneller auf. Auch die Gelenke Ihres Babys sollten Sie von Zeit zu Zeit genauer unter die Lupe nehmen.

Noch seltener als Gelenkblutungen sind bei einem von-Willebrand-Syndrom Muskelblutungen. Auch sie treten fast ausschließlich bei schweren Verläufen auf. Blutungen der Muskulatur sind nicht immer einfach zu erkennen, vor allem, wenn sie in sich in tieferliegenden Muskelgeweben abspielen und spontan auftreten. Schmerzen im Muskel sind in jedem Fall ein Alarmsignal. Bei Muskelblutungen, die durch Schläge oder Stöße ausgelöst werden, kommt es in aller Regel auch zu Blutungen in die Unterhaut und damit zu den typischen blauen Flecken. Erkennen lässt sich eine Muskelblutung durch ein heißes und kribbelndes Gefühl und Schmerzen. Oft lassen sich der betroffene Arm beziehungsweise das Bein nicht mehr bewegen.

HINWEIS

Typ-3-VWS: Auch Gelenkblutungen können auftreten

Insbesondere beim Typ-3-VWS können Gelenkblutungen auftreten. Dies sind die typischen Kennzeichen:

- Gelenkschwellung
- Gelenkerwärmung (mit dem Handrücken messen!)
- Gelenkfehlhaltung
- Schmerzen und Kribbeln in den Gelenken
- Bewegungsauffälligkeiten, seitenungleiche Bewegungen
- Abwehrhaltung bei Bewegung des Gelenks

Viele Kinder sind bei einer Gelenkblutung außerdem missmutig, haben keinen Appetit und möchten am liebsten nur eines, nämlich schlafen.

Eine Rarität, aber lebensbedrohlich: die Hirnblutung

Blutungen im Gehirn sind auch bei einem schweren von-Willebrand-Syndrom eine Seltenheit. Da sie aber lebensbedrohlich sein können, sollten jedoch gerade Patienten mit schwerem VWS und Eltern von Kindern mit schwerem VWS über die Kennzeichen einer Hirnblutung Bescheid wissen (siehe Kasten). Sie kann durch Verletzungen und Stürze ausgelöst werden, aber auch spontan auftreten. Da die Schädeldecke das empfindliche Gehirn rundherum abschließt und so vor äußeren Einflüssen schützt, kann bei einer Hirnblutung das Blut nicht abfließen. Es entsteht ein immer höherer Druck auf das empfindliche Hirngewebe, durch den Bereiche des Gehirns schwer geschädigt werden können. Die Situation wird gefährlich.

Panisch sollten jedoch Sie als Eltern auch bei einem Kind mit einem VWS von Typ 3 oder Typ 2 nicht werden. Auch wenn Ihr Nachwuchs in die spannende Lebensphase kommt, in der die Welt erkundet wird und Ihr Kind oft hinfällt oder sich anstößt. Meist verursachen solche kleinen Stöße an die Stuhlkante oder den Fußboden keine Blutungen. Aber auch wenn von außen keine Hämatome oder andere Verletzungen zu sehen sind, kann nicht völlig Entwarnung gegeben werden. Bei sichtbaren Kopfverletzungen, etwa wenn Ihr Kind von der Rutschbahn auf dem Spielplatz zu Boden fällt oder mit Schwung über das Fahrrad purzelt, ist die Wahrscheinlichkeit größer, dass neben der Verletzung oder dem Hämatom auch eine Hirnblutung entstanden ist. Mit Sicherheit lässt sich das von außen allerdings nicht beurteilen. Nur eine Computertomografie, ein aufwändiges medizinisches Verfahren, kann den Blick ins Innere des Schädels ermöglichen und eine Blutung im Gehirn ausschließen oder bestätigen.

Sie sollten Ihr Kind deshalb nach Stößen oder Stürzen über 48 Stunden aufmerksam im Auge behalten. Denn es gibt

Das VWS erkennen

HINWEIS

So erkennen sie Hirnblutungen

Hirnblutungen sind bei einem von-Willebrand-Syndrom extrem selten und treten nur bei schweren Verläufen auf. Dann aber sollten sie schnell erkannt und rechtzeitig behandelt werden. Hinweise auf eine Blutung sind

- anhaltende und stärker werdende Kopfschmerzen
- Bewusstlosigkeit, auch wenn es nur kurzzeitig ist, Nichtansprechbarkeit
- Erbrechen
- Schläfrigkeit oder andere Verhaltensauffälligkeiten
- Nackensteife oder Schmerzen im Nacken
- verschwommenes Sehen oder Doppeltsehen
- Gleichgewichtsstörungen
- Krämpfe oder Anfälle
- Verwirrtheit, keine adäquate Reaktion

Tritt auch nur eines dieser Anzeichen auf, sollten Sie zuerst sofort ihr Faktorpräparat spritzen und dann mit dem Hämophiliezentrum telefonischen Kontakt aufnehmen.

sehr konkrete Hinweise darauf, ob es im Hirn blutet (siehe Kasten). Bei geringsten Zweifeln an einer möglichen Kopfverletzung und jedem festeren Stoß auf den Kopf sollte immer Kontakt mit dem Hämophiliezentrum aufgenommen werden und gegebenenfalls möglichst sofort mit einem Faktorpräparat behandelt werden (siehe Seite 46).

Oft entscheidende Hinweise: Zahnextraktionen, Unfälle und Operationen

Manchmal liefert der Zahnarzt den entscheidenden Hinweis für ein VWS, nämlich dann, wenn er nach einer Zahnextraktion die Blutung nicht zum Stillstand bringt. Weit häufiger wird ein VWS durch starke Blutungen nach einer Polypen- oder Mandelentfernung entdeckt. Auch äußere Verletzungen mit nicht zu stillenden Blutungen, beispielsweise nach einem Autounfall, oder eine an sich banale Blinddarmoperation geben nicht selten den ersten Hinweis auf ein von-Willebrand-Syndrom. Bei schwerer Verlaufsform, etwa bei Typ 3, kann hier Lebensgefahr bestehen.

HINWEIS

Erhöhte Blutungsneigung? Machen Sie den Test!

Häufiges Nasenbluten, blaue Flecken, eine lange Monatsblutung: Oft werden die Hinweise auf eine Blutgerinnungsstörung von den Betroffenen gar nicht oder erst spät erkannt, weil sie sie nicht als besonders erleben, sondern damit sozusagen »groß« geworden sind. Dabei kann es lebensrettend sein, auch ein leichtes von-Willebrand-Syndrom rechtzeitig zu erkennen, damit in Risikosituationen wie einer Operation, Blutungskomplikationen vorgebeugt werden kann. Dieser Fragebogen kann die Identifizierung eines von-Willebrand-Syndroms erleichtern. Je mehr Fragen Sie mit ja beantworten, umso größer ist die Wahrscheinlichkeit einer Blutgerinnungsstörung.

- Leiden Sie häufiger unter Nasenbluten?
- Leiden Sie häufiger unter Zahnfleischbluten oder Blutungen der Mundschleimhaut?
- Bekommen Sie leicht »blaue Flecken« (Hämatome), auch wenn Sie sich nur leicht anstoßen oder gar nicht an einen Stoß erinnern?
- Ist Ihnen nach Impfungen an der Injektionsstelle ein blauer Fleck aufgefallen (Impfhämatom)?
- Sind bei Ihnen nach zahnärztlichen Eingriffen, Operationen oder nach der Entbindung verstärkt Nachblutungen aufgetreten?
- Dauert Ihre Monatsblutung länger als sieben Tage?
- Wechseln Sie den Tampon während der Monatsblutung mehr als viermal täglich?
- Haben Sie bereits Bluttransfusionen erhalten?
- Bluten Sie nach kleinen Verletzungen, etwa wenn Sie sich schneiden, länger?
- Haben Sie Verwandte, bei denen eine erhöhte Blutungsneigung bekannt ist?

Wenn Sie eine oder mehrere Fragen mit ja beantwortet haben, könnte dies auf eine Blutgerinnungsstörung hinweisen.

Stellen die Diagnose sicher: Laboruntersuchungen

Bei vielen Patienten kann die Diagnose eines von-Willebrand-Syndroms aus der Eigenanamnese oder der Familiengeschichte und aus der erhöhten Blutungsneigung und dem Blutungsmuster vermutet werden. Immer, wenn der Verdacht auf ein VWS besteht, sollte mittels Laboruntersuchungen die Diagnose abgeklärt werden. Manchmal müssen die Tests wiederholt durchgeführt werden, um die Diagnose zu belegen.

Das VWS erkennen

Wann testen?

- Getestet werden sollten bereits Kinder, bei denen in der Familiengeschichte ein von-Willebrand-Syndrom bekannt ist oder ein Familienmitglied an einem von-Willebrand-Syndom leidet. Das trifft vor allem bei schweren Verlaufsformen zu, die den Eltern in aller Regel bekannt sind. Liegen in der Familie nur leichte Formen vor, empfiehlt sich die Testung von ansonsten gesunden Kindern erst nach dem ersten Lebensjahr, da in den ersten Lebensmonaten der von-Willebrand-Faktor generell erhöht ist.
- Zu befürworten ist eine gezielte Diagnostik bei Kindern, Jugendlichen und Erwachsenen mit einer auffälligen Blutungsneigung, die anders nicht erklärbar ist. Dazu gehören häufige Hämatome und häufiges Nasenbluten, schwer stillbare Blutungen nach Zahnextraktionen oder Monatsblutungen, die länger als sieben Tage anhalten. Vor allem, wenn mehrere Familienmitglieder unter diesen Beschwerden leiden, liegt der Verdacht einer erblichen Blutgerinnungsstörung nahe. Vorteil einer frühen Diagnose auch eines leicht verlaufenden von-Willebrand-Syndrom ist es, dass in Risikosituationen, etwa wenn eine Operation ansteht oder nach einer Entbindung, gezielt vorgebeugt werden kann.
- Der von-Willebrand-Faktor ist ein »Stress-Eiweiß«, d.h. er steigt bei Belastungen an. Dies gilt auch bei Erkrankungen, selbst bei Husten, Schnupfen, Heiserkeit oder ähnlichen Bagatellerkankungen. Dann können die Werte so hoch liegen, dass die Diagnostik verschleiert wird. Auch Aufregung kann den VWF-Spiegel in die Höhe treiben, weshalb die Werte bei der ersten Blutabnahme häufig am höchsten sind. Oft sind deshalb wiederholte Blutabnahmen erforderlich. Sie sollten deshalb nur zum Blutabnehmen gehen, wenn Sie sonst möglichst völlig gesund sind. Bei Frauen ist die Diagnostik oft einfacher, wenn die Blutabnahme während der Menstruation erfolgt (z.B. am dritten Tag der Regelblutung).
- Nach Operationen oder Unfällen mit Blutungen kann durch die aufregende Situation des Patienten oder zusätzliche Komplikationen wie infizierte Wunden der von-Willebrand-Faktor so stark ansteigen, dass er hochnormal ist oder sogar über dem Normbereich liegt! Allerdings schützt Sie dies als Patient nicht sicher vor Blutungen, so dass auch dann ein VWS vorliegen kann. Hier hilft nur die Wiederholung der Untersuchungen, wenn Sie als Patient wieder ganz gesund sind.

Allgemeine Gerinnungstests

Zunächst werden bei einer Blutgerinnungsstörung ein Blutbild gemacht, die

Blutgruppe bestimmt (siehe Seite 34) und zu einer ersten groben Orientierung allgemeine Gerinnungstests durchgeführt:

- Blutungszeit
- aPTT (aktivierter partieller Thromboplastinzeit)-Test
- Plättchenzahl

Die Blutungszeit

Die Blutungszeit ist ein Indiz dafür, wie gut die thrombozytäre Gerinnung funktioniert. Ist sie verlängert, deutet dies darauf hin, dass die Anheftung der Blutplättchen an die Gefäßwand nicht funktioniert. Die Blutungszeit gibt aber keine Information über die Gründe der gestörten thrombozytären Gerinnung. Außerdem ist sie ein recht unzuverlässiger Test. Er ist nicht standardisiert und kann z. B. schon durch das Schreien eines aufgeregten Kindes verfälscht werden.

Beim von-Willebrand-Syndrom ist die Blutungszeit in der Regel verlängert. Bei leichten Typ-1-Formen, die sehr variable Blutungsneigung aufweisen, kann sie normal sein. Der Nachweis einer verlängerten Blutungszeit gelingt oft erst nach mehreren Messungen. Bei einem VWS-Typ 3 ist sie deutlich verlängert. Die Blutungszeit verliert jedoch in der Diagnose des von-Willebrand-Syndroms zunehmend an Bedeutung. Alternativ werden neuere Messmethoden herangezogen, die in einem dünnen Röhrchen die Situation in den kleinen Arterien nachahmen und feststellen, nach welcher Zeit das Röhrchen nach dem Durchfluss von Blut verschlossen ist. So lässt sich die thrombozytäre Gerinnung testen.

Der aPTT-Test: Gerinnung im Reagenzglas

Die aktivierte partielle Thromboplastinzeit (aPTT) gibt Auskunft darüber, wie schnell das Blut, das Ihnen als Patient entnommen wurde, gerinnt. Dazu wird die Blutgerinnung, die sich im Körper abspielt, im Reagenzglas simuliert. Die Blutgerinnung findet im Reagenzglas allerdings anders statt als in unserem Körper. Trotzdem lässt sich an der aPTT ablesen, ob die Blutgerinnung normal, zu langsam oder zu schnell abläuft. Der aPTT gilt auch als Suchtest für einen Faktor-VIII-, Faktor-IX-, Faktor-XI- oder Faktor-XII-Mangel.

Ist die Blutgerinnung normal, liegt die Gerinnungsdauer im Reagenzglas ca. zwischen 28 und 40 Sekunden. Bei Patienten mit einem von-Willebrand-Syndrom hängt die Gerinnungsdauer im Reagenzglas vom Typ ab. Liegt ein Faktor-VIII-Mangel vor, etwa beim Typ 2N, ist die aPTT isoliert verlängert und liegt dann zwischen 40 und 80 Sekunden. Die Mehrzahl der Patienten hat jedoch ausreichende Faktor-VIII-Aktivitäten, so dass keine Veränderungen im aPTT-Test auftreten.

Das VWS erkennen

Blutplättchen

Die Zahl der Blutplättchen ist bei einem von-Willebrand-Syndrom normal. Einzige Ausnahme: der Typ 2B, bei dem die Anzahl der Blutplättchen zu niedrig sein kann (siehe Seite 14).

Gezielte Diagnostik

Bestimmung des von-Willebrand-Faktors

Die Menge an von-Willebrand-Faktor wird über die Bestimmung des von-Willebrand-Antigens untersucht. Der Messwert erlaubt jedoch keine Aussagen über die Funktionstüchtigkeit des VWF. Er ist aber wichtig, um zwischen zu niedrigem und normal hohem VWF-Spiegel zu unterscheiden. Bei Typ 3 fehlt er völlig, beim Typ 2N ist er dagegen im Normalbereich. Die Interpretation der Laborergebnisse kann schwierig sein.

- Bei Neugeborenen: Die Diagnose eines VWS vom Typ 3 mit einem völligen Mangel an VWF ist schon bei Neugeborenen sicher möglich. Ähnliches gilt für einige Typ-2-Subtypen. Schwierig dagegen ist die Diagnose milder Formen eines von-Willebrand-Syndroms in den ersten Monaten, da der VWF bei Neugeborenen generell erhöht ist. Auch bei sehr aufgeregten und schreienden Kindern können die Spiegel ansteigen. Verlässliche Werte lassen sich deshalb erst nach etwa sechs Monaten messen. Bei milden Verlaufsformen ist dies unproblematisch, da innerhalb der ersten Monate meist keine Risikosituationen auftreten. Steht aber eine Operation an, sollte bei Verdacht auf ein VWS, etwa aufgrund der Familiengeschichte, auf jeden Fall vorher getestet werden.
- Bei Schwangeren: Die Schwangerschaft ist eine denkbar ungünstige Zeit für eine Diagnosestellung, da die Blutspiegel des von-Willebrand-Faktors dann ansteigen bis hin zur Normalisierung oder darüber hinaus.
- Bei Blutgruppe 0: Die im Blut zirkulierende VWF-Menge hängt auch von der Blutgruppe ab. Die VWF-Menge bei Menschen mit Blutgruppe 0 ist etwa 25 Prozent niedriger, weil der Faktor schneller abgebaut wird; sie leiden aber nicht an einer erhöhten Blutungsneigung.
- In Stresssituationen: Unter Stress kann der von-Willebrand-Faktor kurzzeitig ansteigen, so dass ein VWS übersehen werden kann.
- Bösartige Krankheiten: Bei Krebserkrankungen kann der VWF langfristig ansteigen.
- Das Alter: Mit dem Alter steigt der von-Willebrand-Faktor üblicherweise an, für jedes Jahrzehnt um 0,06 E/ml bzw. um sechs Prozent.

Ristocetin-Cofaktor-Aktivität

Die Ristocetin-Cofaktor-Aktivität, kurz VWF: RCo gibt Aufschluss über die Aktivität des VWF. Diese Messung hat sich etabliert, obwohl sie schwankende Ergebnisse liefern kann.

Ristocetininduzierte Plättchenaggregation

Der ristocetininduzierte Plättchenaggregationstest (RIPA) misst die Fähigkeit des VWF, an die Blutplättchen zu binden. Dieser Wert ist nur bei Typ 2B erhöht, bei allen anderen VWS-Formen normal. Er dient daher der Abgrenzung des Typ 2B von allen anderen Typen.

Multimeranalyse

Mit der Multimeranalyse lassen sich das Vorhandensein und die Größe der VWF-Multimere (siehe Seite 13) bestimmen. Insbesondere bei Typ 2 fehlen vor allem die großen und mittleren Multimere. Bei Typ 3 fehlt der VWF ohnehin komplett.

Bestimmung der anderen Gerinnungsfaktoren

Die Aktivität von Gerinnungsfaktoren kann mit Spezialtests untersucht werden. Wichtig beim von-Willebrand-Syndrom ist die Bestimmung von Faktor VIII. Er ist bei den meisten Verlaufsfor-

Was sagen einzelne Laborergebnisse aus?

	Typ 1	Typ 2A	Typ 2B	Typ 2M	Typ 2N	Typ 3
Blutungszeit	n-⇧	⇧	⇧	n-⇧	n	⇧ ⇩
aPTT	n-⇧	n(-⇧)	n(-⇧)	n	n-⇩	⇧ ⇩
FVIII-Aktivität	n-⇩	n-⇩	n-⇩	n-⇩	⇩ ⇩	⇩ ⇩
VWF: Ag	⇩	⇩	n-⇩	n-⇩	n	⇩ ⇩
VWF: RCo	⇩	⇩ ⇩	⇩ (⇩ ⇩)	n-⇩	n	⇩ ⇩
RIPA	n	⇩ +/-	gesteigert	n	n	fehlend
Multimeranalyse	n	große mittelgroße M. fehlend	große M. fehlend	supranormale M.	n	M. nicht nachweisbar

Legende: ⇧ verlängert oder gesteigert ⇧ ⇧ stark verlängert n = normal
⇩ erniedrigt ⇩ ⇩ stark erniedrigt M. = Multimere

VWF: Ag	VWF-Konzentration
RiPA	ristocetininduzierte Aggregation
VWF: RCo	Funktion des VWF, Blutplättchen zu binden (Ristocetincofaktor)
VWF: Multimere	Zusammensetzung der Untereinheiten aus denen das VWF-Molekül besteht (VWF-Multimere)
aPTT	aktivierte Prothrombinzeit (Gerinnungstest)

men reduziert, in besonders großem Maß bei Typ 2N und Typ 3.

Molekulargenetische Untersuchung

Heute sind eine ganze Reihe genetischer Defekte des VWF bekannt, die zu den unterschiedlichen Typen führen. Dabei kann jeder Typ von mehreren Gendefekten verursacht werden. Während bei den Typen 1 und 3 auf der gesamten Erbinformation Fehler gefunden wurden, gibt es für die Typ-2-VWS bestimmte Regionen in der Erbinformation, die defekt sein können. Ist der Typ des von-Willebrand-Syndroms bekannt, etwa 2A, kann man gezielt in diesem Genbereich nach dem Gendefekt suchen. Generell gilt: Je besser die klinischen Symptome beschrieben sind, um so einfacher ist es, die Genmutation zu finden. Bei Typ 1 und Typ 3 muss aber dennoch oft die gesamte Erbinformation für den VWF durchforstet werden, um den Fehler zu finden. Die Gendiagnostik kann dann die Verdachtsdiagnose bestätigen. Manchmal wird eine eindeutige Zuordnung dadurch erst möglich.

Wird in Ihrer Familie ein von-Willebrand-Syndrom neu diagnostiziert, sollten sich alle Familienmitglieder in einem spezialisierten Zentrum umfassend untersuchen lassen. Dazu gehört, wenn möglich, auch die Analyse des Gendefekts. Sie ist allerdings sehr aufwändig und kann bis zu einem Jahr dauern.

HINWEIS

Früherkennung: Auf Impfhämatome achten!

Selten ist zum Zeitpunkt der Geburt eine Blutgerinnungsstörung bekannt. Manchmal deuten blaue Flecken nach Impfungen, die in den Muskel gespritzt wurden, daraufhin, dass die Blutgerinnung gestört sein könnte. Solche Impfhämatome sind ein wichtiger Hinweis auf eine Blutgerinnungsstörung, wie etwa ein von-Willebrand-Syndrom oder eine Hämophilie.

Diagnose von-Willebrand-Syndrom: kein Grund zur Panik

Frisch gebackene Eltern, von denen ein Elternteil aus einer Familie mit einem schweren von-Willebrand-Syndrom stammt, sind mit dem Thema vertraut und haben sich meist schon vor der Geburt ihres Kindes intensiv mit der Problematik auseinandergesetzt. Sie kennen die Gefahren, aber sie kennen auch die inzwischen hervorragenden Möglichkeiten der Therapie. Wird dagegen bei einem Kind ein schweres von-Willebrand-Syndrom ohne jegliche Vorzeichen festgestellt, ist das zunächst ein Schock für die Eltern, aber auch für den Rest der Familie. Dann hilft nur eines: einen kühlen Kopf zu bewahren. Das Wichtigste ist zunächst umfassende Information und Aufklärung. Wenden Sie sich an ein auf Blutgerinnungsstörungen spezialisiertes Behandlungszentrum und an eine Patientenorganisation. Dann werden Sie schnell feststellen, dass auch bei einem schwer verlaufenden von-Willebrand-Syndrom bei entsprechender Betreuung inzwischen ein normales Leben möglich ist, sowohl was die Lebensqualität als auch was die Lebensdauer angeht. VWS-Patienten werden sogar oft älter, da die in der Bevölkerung häufigsten Todesursachen wie Herzinfarkt und Schlaganfall seltener auftreten. Mindestens ebenso wichtig: Lassen Sie sich die Freude an Ihrem Baby nicht nehmen.

Gerinnungsstörung: nicht immer ein von-Willebrand-Syndrom

Hämophilie: ähnlich und doch ganz anders

Von-Willebrand-Syndrom und Hämophilie gehören zu den vererbbaren Blutgerinnungsstörungen. Beide erhöhen die Blutungsneigung, Diagnose und Behandlung sind ähnlich. Und doch liegt der Unterschied nicht nur im Detail:

Das von-Willebrand-Syndrom ist zwar die häufigste Blutgerinnungsstörung. Weit bekannter ist allerdings die Hämophilie, die als »Bluterkrankheit« vor allem in Fürstenhäusern Geschichte schrieb. In Deutschland leben etwa 8000 bis 10000 Männer mit einer Hämophilie, dagegen 800000 Menschen mit einem von-Willebrand-Syndrom. Allerdings, und das macht den Unterschied, entwickelt die Mehrzahl der betroffenen Männer eine schwere Hämophilie, während das von-Willebrand-Syndrom nur bei einem geringen Teil der Betroffenen in Erscheinung tritt. In der Bundesrepublik Deutschland ist mit etwa 250 Patienten mit schwerem VWS mit niedrigen Laborwerten und ausgeprägter Blutungsneigung zu rechnen.

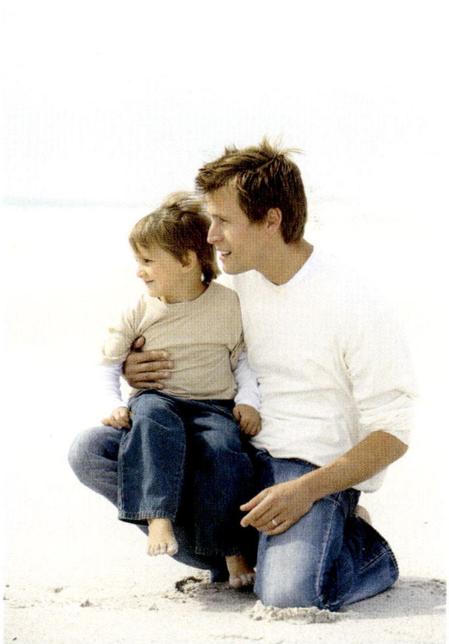

Das VWS erkennen

Bei der Hämophilie besteht ein Mangel an funktionsfähigem Gerinnungsfaktor. 85 Prozent der betroffenen Männer fehlt der Gerinnungsfaktor VIII (Hämophilie A), 15 Prozent der Gerinnungsfaktor IX (Hämophilie B). Das bedeutet: Das Gerinnungssystem und damit die plasmatische Gerinnung ist gestört. Beim von-Willebrand-Syndrom besteht dagegen ein Mangel an von-Willebrand-Faktor, dessen Folge auch ein reduzierter Faktor-VIII-Spiegel ist. Deshalb können sowohl die thrombozytäre als auch plasmatische Gerinnung beeinträchtigt sein. Die Variabilität ist höher. Es werden verschiedene Typen und Subtypen unterschieden (siehe Seite 13).

Hämophilie ist nahezu ausschließlich Männersache, während das von-Willebrand-Syndrom bei Männern und Frauen gleichermaßen auftritt. Grund dafür sind Unterschiede im Erbgang. Die Erbinformation für den Gerinnungsfaktor VIII liegt auf dem Chromosom X, einem Geschlechtschromosom. Da der Erbgang rezessiv ist (siehe Seite 18), können Frauen, die generell zwei X-Chromosomen besitzen, eine fehlerhafte Erbinformation durch eine gesunde ausgleichen. Sie haben weniger Symptome, wenn sie ein fehlerhaftes Gen haben, übertragen die Krankheit aber auf ihre Söhne. Männer haben nur ein X-Chromosom und deshalb bei einer fehlerhaften Erbinformation keine Ausgleichsmöglichkeit. Sie erkranken und geben das defekte Gen an ihre Töchter weiter. Für das von-Willebrand-Syndrom gibt es, je nach Typ, verschiedene Erbgänge (siehe Seite 18). Da die Erbinformation für den von-Willebrand-Faktor auf einem autosomalen Chromosom sitzt und nicht auf einem Geschlechtschromosom, sind Männer und Frauen beim Erbgang »gleichberechtigt«.

Unterschiede gibt es auch bei der Gerinnungsdiagnostik (siehe Seite 34): Bei der Hämophilie ist die Blutungszeit normal, die aPTT dagegen verlängert. Beim von-Willebrand-Syndrom ist es meist umgekehrt. Diese Tests sind aber für eine Diagnose nicht ausreichend. Erst Spezialtests geben Sicherheit.

Beide Blutgerinnungsstörungen erhöhen die Blutungsneigung. Große Unterschiede gibt es allerdings im Blutungsmuster, die auch für die Diagnose hilfreich sind. Bei der Hämophilie stehen Gelenk- und Muskelblutungen an erster Stelle. Sie führen, unbehandelt, bis hin zur Invalidität. Bei einem von-Willebrand-Syndrom kommt es vor allem zu Schleimhautblutungen. Gelenk- und Muskelblutungen sind selten und treten nur bei schweren Verlaufsformen, etwa dem Typ 3 oder einem ausgeprägten Typ 2, auf.

Entsprechend unterscheidet sich auch die Therapie, wobei die Parallelen bei der Hämophilie A und dem schweren

Willebrand-Syndrom groß sind. Grundsätzlich wird auf die gleichen Medikamente zurückgegriffen, allerdings in einer anderen Rangfolge. Bei der Hämophilie ist der Ersatz des fehlenden Gerinnungsfaktors durch ein Faktorpräparat, entweder als Dauertherapie oder als Bedarfstherapie (siehe Seite 50) der Standard. Tranexamsäure oder Desmopressin werden eher zusätzlich bei kleineren Blutungen eingesetzt. Beim von-Willebrand-Syndrom ist die Dauertherapie mit einem Faktorpräparat, das Faktor VIII und von-Willebrand-Faktor ersetzt, den eher seltenen schweren Verläufen vorbehalten. Meist genügen Tranexamsäure und Desmopression bei auftretenden Blutungen. Bei schweren Blutungen wird das Faktorpräparat gezielt eingesetzt. Insgesamt liegt der Fokus bei Patienten mit von-Willebrand-Syndrom vor allem auf einer gezielten Vorbeugung von Blutungen, wenn riskante Eingriffe anstehen, etwa vor einer Operation. Dann können in Abhängigkeit von der Operation und des Schweregrads Desmopressin oder VWF/Faktor-VIII-Konzentrat eingesetzt werden.

Selten können ein von-Willebrand-Syndrom und eine Hämophilie auch gleichzeitig auftreten.

HINWEIS

Der Unterschied muss sein

Bei kleinen Jungen mit vielen Hämatomen muss nicht nur auf eine Hämophilie A und B getestet werden. Vor allem, wenn es in der Verwandtschaft bislang keine Hämophilie gab. Sie können auch an einem von-Willebrand-Syndrom leiden. Im Gegensatz zu Hämophilen kann die Blutungszeit deutlich verlängert sein. Mit einem Spezialtest lässt sich die richtige Diagnose feststellen.

Erworbene Hämophilie

Gerinnungsstörungen müssen nicht zwingend vererbt werden. Man kann auch im Laufe seines Lebens an einer Gerinnungsstörung erkranken. Bei der Hemmkörperhämophilie entwickelt der Organismus Antikörper gegen seine eigenen Gerinnungsfaktoren und setzt sie so schachmatt. Diese Hemmkörper können plötzlich gebildet werden und sich gegen alle Gerinnungsfaktoren und den von-Willebrand-Faktor richten. Am häufigsten sind Hemmkörper gegen Faktor VIII. Dann leiden die Patienten unter ähnlichen Symptomen wie Hämophilie-Patienten. Das Krankheitsbild der erworbenen Hämophilie, das Männer und Frauen betreffen kann, ist äußerst selten. Pro Jahr erkranken in Deutschland 80 bis 100 Menschen an einer erworbenen Hämophilie, Männer und Frauen gleichermaßen. Die Patienten sind meist älter mit einem Altersgipfel bei 65 Jahren. Bei knapp der Hälfte tritt die Krankheit spontan auf, bei den anderen kann die Krankheit, ähnlich wie beim erworbenen von-Willebrand-Syndrom, auf eine Grunderkrankung zurückgeführt werden. Auf der Liste der möglichen Ursachen stehen: Autoimmunerkrankungen, rheumatoide Arthritis und Krebserkrankungen.

Antikörper, die die Gerinnungsfaktoren hemmen, können auch bei Hämophiliepatienten auftreten (»Hemmkörperhämophilie«). Sie entwickeln dann Hemmkörper nicht gegen den eigenen, sondern gegen den zugeführten Gerinnungsfaktor (siehe Seite 50).

Erworbenes von-Willebrand-Syndrom

Das von-Willebrand-Syndrom ist in den meisten Fällen angeboren. Es gibt aber auch das erworbene von-Willebrand-Syndrom. In diesen Fällen kommt es entweder ohne ersichtlichen Grund, häufiger im Zusammenhang mit anderen Erkrankungen zu einem Mangel an von-Willebrand-Faktor. In aller Regel werden ausreichende Mengen an von-Willebrand-Faktor produziert und ins Blut abgegeben. Dort wird der Faktor aber über verschiedene Mechanismen geschädigt. Autoantikörper können ihn blockieren, er kann verstärkt abgebaut werden oder, bei einer Arteriosklerose, einen Verlust an funktionsfähigen Multimeren erleiden. Blutkrebserkrankungen, aber auch Herzerkrankungen, immunologische Erkrankungen wie ein Lupus erythematodes oder Medikamente wurden als mögliche Ursachen für ein erworbenes von-Willebrand-Syndrom beschrieben. Wird die Grunderkrankung geheilt, normalisieren sich auch die VWF-Konzentrationen wieder. Gentechnisch ist eine Unterscheidung zwischen angeborenem und erworbenem von-Willebrand-Syndorm in manchen Fällen möglich.

Treten plötzlich schwere Blutungen ohne ersichtlichen Grund auf, die auf eine erworbene Blutgerinnungsstörung hinweisen, muss anhand der Gerinnungsdiagnostik zunächst die Ursache gefunden werden. Dann ist eine gezielte Therapie möglich. Ein Teil der Blutungen beim erworbenen von-Willebrand-Syndrom kann mit Desmopressin (siehe Seite 43) wirksam behandelt werden. Ein Großteil spricht auf die Substitution mit einem VWF-haltigen Faktor-VIII-Konzentrat (siehe Seite 43) an.

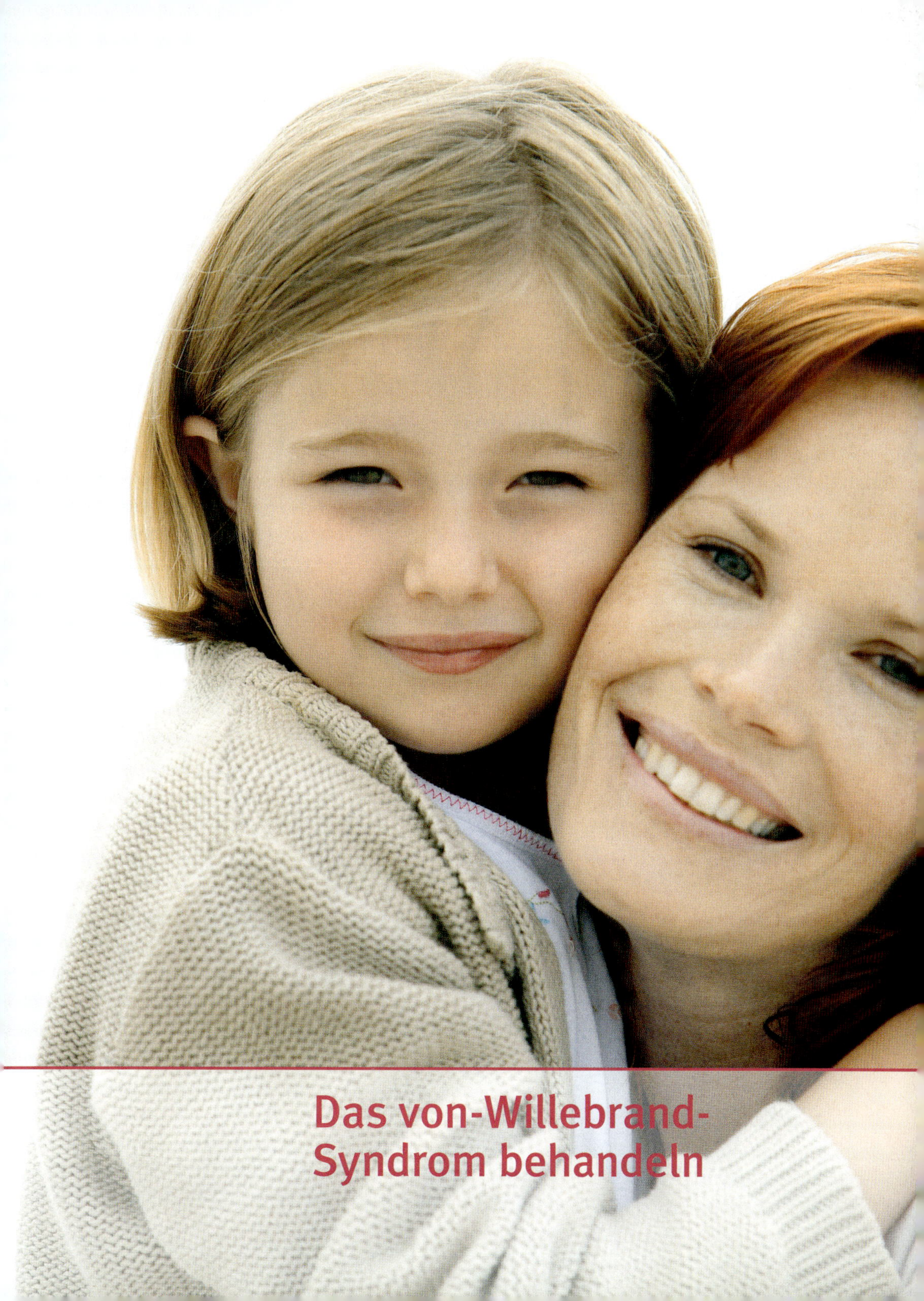

Das von-Willebrand-Syndrom behandeln

Das VWS behandeln

Orientierung am Schweregrad

Noch gibt es keine Möglichkeit, das von-Willebrand-Syndrom zu heilen. Aber es gibt wirksame Behandlungsmöglichkeiten, mit denen sich die Gerinnungsstörung beherrschen lässt. Die Kunst besteht darin, für jeden Patienten eine »maßgeschneiderte« Therapie zu finden. Die Behandlung orientiert sich dabei am Schweregrad der Blutung, am Typ des von-Willebrand-Syndroms, an der Blutungsart und an der individuellen Lebenssituation.

Patienten mit einem leichten von-Willebrand-Syndrom benötigen keine regelmäßige Therapie. Bei ihnen steht die schnelle Behandlung akuter Blutungen und die gezielte Vorbeugung in planbaren Risikosituationen im Vordergrund, etwa einer Operation, einer Entbindung (siehe Seite 63) oder wenn ein Zahn gezogen werden muss. Komplikationen von vornherein zu verhindern, ist die Devise.

Bei Patienten mit schwerem von-Willebrand-Syndrom müssen dagegen alle Vorkehrungen getroffen werden, um lebensbedrohliche Hirnblutungen, aber auch Gelenk- und Muskelblutungen zu verhindern und damit dem Weg in die Invalidität vorzubeugen.

Durch das breite Spektrum der zur Verfügung stehenden Maßnahmen ist inzwischen eine individuelle Behandlung möglich. Und selbst bei schwersten Verlaufsformen können die Patienten heute ein annähernd normales Leben führen.

HINWEIS

Überblick: »Typ«-gerechte Therapie des von-Willebrand-Syndroms

Typ 1:	DDAVP, VWF/F-VIII-Konzentrat
Typ 2A:	VWF/F-VIII-Konzentrat
Typ 2B:	kein DDAVP!
Typ 2N:	DDAVP in vielen Fällen unwirksam, besser VWF/F-VIII-Konzentrat
Typ 3:	VWF/F-VIII-Konzentrat, DDAVP unwirksam

Tranexamsäure und Fibrinkleber können bei allen Typen ergänzend eingesetzt werden.

Voraussetzung ist eine frühzeitige Diagnose und die intensive Betreuung der betroffenen Familien in einem auf Blutgerinnungsstörungen spezialisierten Behandlungszentrum oder bei einem hämostaseologischen Experten. Die Betreuung und Behandlung von Patienten mit einem von-Willebrand-Syndrom gehört zwingend in die Hand erfahrener Ärzte. Da die überwiegende Mehrzahl der Ärzte keine Erfahrungen mit dem von-Willebrand-Syndrom hat, ist ausschließlich in Hämophiliezentren eine optimale Versorgung möglich. Das bedeutet auch, dass andere medizinische Eingriffe, die nicht in direktem Zusammenhang mit dem von-Willebrand-Syndrom stehen, nur nach Rücksprache mit dem Zentrum durchgeführt werden sollten. Das gilt beispielsweise auch für Zahnbehandlungen. Auch wenn sie einen weiten Weg in Kauf nehmen müssen, ist die Behandlung in einem spezialisierten Zentrum wichtig, zumal die Termine seltener werden, wenn die Diagnose endgültig geklärt und die Behandlungsmaßnahmen auf den Weg gebracht sind. Langfristig kann es ausreichen, einmal im Jahr zur Untersuchung zu kommen. Dennoch wichtig: der regelmäßige Kontakt. Denn in »Ihrem« Zentrum können sie immer anrufen, wenn Sie Fragen haben. Das bringt Ihnen und Ihrer Familie Sicherheit. Da die Entfernung zum nächsten Zentrum oft groß ist, sollten unbedingt auch der Kinderarzt oder der Hausarzt vor Ort einen engen Kontakt zum Behandlungszentrum pflegen.

Maßgeschneidert behandeln

Für die individuelle Therapie des von-Willebrand-Syndroms werden im Wesentlichen vier Medikamente eingesetzt:

- **Desmopressin** setzt VWF aus den Zellen der Gefäßwand frei und erhöht die Blutspiegel von VWF und Gerinnungsfaktor VIII (siehe Seite 12)
- **Tranexamsäure** verhindert das allzu schnelle Auflösen von Blutgerinnseln und begünstigt den dauerhaften Wundverschluss (siehe Seite 45)
- **Fibrinkleber** verschließt kleine Wunden
- **VWF/Faktor-VIII-Konzentrate** ersetzen fehlenden intakten von-Willebrand-Faktor sowie den Gerinnungsfaktor VIII

Desmopressin: mobilisiert VWF-Speicher

Desmopressin, abgekürzt DDAVP (1-Desamino-8-D-Arginin-Vasopressin), kann die im Körper vorhandenen, gespeicherten Reserven an von-Willebrand-Faktor freisetzen. Die VWF- und Faktor-VIII-Konzentrationen im Blut steigen schnell um das Drei- bis Vierfache an. Die Blutungszeit verkürzt sich. Die höchsten Faktorspiegel werden in den ersten Stunden erreicht. Innerhalb der folgenden vier bis acht Stunden gehen sie allmählich wieder zurück. Ge-

HINWEIS

Bei Gelenk- oder Muskelblutung: Physiotherapie nutzen

Physiotherapie beschleunigt bei akuten Blutungen die Wiederaufnahme des Blutes aus den Gelenken und Muskeln in den Blutstrom. Und sie beugt weitergehenden Folgeschäden von Blutungen vor. Wer unter einem von-Willebrand-Syndrom mit Gelenk- und Muskelblutungen leidet, sollte auf regelmäßige Krankengymnastik nicht verzichten. Auch bei schweren Hauthämatomen, die Schmerzen verursachen, kann Physiotherapie helfen. Nach einer Blutung, wie in der Gelenkkapsel oder unter der Haut, kann die Physiotherapie Schonhaltungen und Fehlstellungen vorbeugen und weitergehende Komplikationen verhindern. Auch gegen fortschreitenden Muskelschwund, Abnahme der Muskelkraft und Verkürzung von Muskeln, Sehnen und Bändern lässt sich mit regelmäßigen krankengymnastischen Übungen vorbeugen. Gelenke und Muskeln werden gelockert, verkrampfte Gelenke gedehnt und die Muskeln gekräftigt. Nehmen Sie deshalb früh Kontakt mit einem Physiotherapeuten auf, der möglichst Erfahrung in der Betreuung von Patienten mit angeborenen Blutgerinnungsstörungen mitbringt. Um Gelenke und Muskeln zu stärken, ist auch regelmäßiger Sport wichtig. Viele Sportarten sind geeignet (siehe Seite 85).

eignet ist Desmopressin vor allem bei Patienten mit leichtem von-Willebrand-Syndrom vom Typ 1 zur Behandlung kleinerer akuter Blutungen, zur Prophylaxe vor kleineren medizinischen Eingriffen, etwa einer Zahnextraktion oder einer kleineren Operation.

Wenn Desmopressin für die Therapie genutzt werden soll, muss auf jeden Fall ein DDAVP-Vortest zur Überprüfung der Wirksamkeit durchgeführt werden, denn Desmopressin ist bei etwa 20 Prozent der Patienten nicht wirksam. Bei den Typen 2A, 2M und 2N kann ebenfalls ein Versuch mit Desmopressin durchgeführt werden. Wie gut es bei einzelnen Patienten wirkt, ist sehr unterschiedlich. Bei Typ 3 muss erst gar kein Versuch unternommen werden. Da (nahezu) kein von-Willebrand-Faktor produziert wird, sind auch mögliche Speicher leer. Desmopressin ist beim von-Willebrand-Syndrom Typ 3 deshalb unwirksam.

Desmopressin kann, wie der Gerinnungsfaktor, über die Vene gegeben werden. Besonders komfortabel aber ist die Anwendung als Nasenspray, die vor allem bei Blutungen im Nasen-Rachen-Raum genutzt wird. Für die nasale Anwendung ist nur Octostim®-Nasenspray geeignet, nicht Minirin®-Nasenspray!

Das Problem: Wird Desmopressin häufig oder über einen längeren Zeitraum von etwa zwei bis drei Tagen und mehr eingesetzt, lässt die Wirkung allmählich nach, da die VWF-Speicher im Körper leer sind. Die notwendigen Konzentrationen im Blut werden auf die Dauer nicht mehr erreicht. Es ist aber auch möglich, dass die durch Desmopressin freigesetzte VWF-Menge generell für die Blutstillung nicht ausreicht. Dann ist in Blutungssituationen auch bei diesen Patienten ein Faktorpräparat notwendig.

HINWEIS

Desmopressin: Vorsicht bei Typ 2B

Bei einem von-Willebrand-Syndrom vom Typ 2B wird defekter von-Willebrand-Faktor gebildet, der stärker an Blutplättchen bindet und die Zahl der Blutplättchen senkt. Die Blutung verstärkt sich. Desmopressin kann bei diesen Patienten die Freisetzung dieses defekten von-Willebrand-Faktors verstärken und erhöht damit die Blutungsneigung. Beim von-Willebrand-Syndrom vom Typ 2B darf Desmopressin deshalb nicht gegeben werden.

Vorsicht bei Senioren und Junioren

Desmopressin kann die Gefäße zusammenziehen, greift aber auch in den Wasserhaushalt ein und senkt die Wasserausscheidung. Wer das sechzigste Lebensjahr überschritten hat, ist deshalb nicht unbedingt ein Kandidat für Desmopressin, vor allem, wenn er unter Migräne, Bluthochdruck oder anderen Herz-Kreislauf-Erkrankungen leidet. Sie könnten sich verschlechtern. Vorsicht geboten ist zudem bei Patienten mit Asthma. Auch bei Kindern bis zum vierten Lebensjahr darf Desmopressin nicht verwendet werden, da das Risiko von Krampfanfällen durch Störungen im Elektrolythaushalt besteht. Grundsätzlich sollten Patienten während einer Desmopressinbehandlung nicht übermäßig viel trinken.

Alternativ oder ergänzend: Tranexamsäure

Tranexamsäure ist ein Hemmstoff der Fibrinolyse. Er verhindert, dass einmal gebildetes Fibrin wieder aufgelöst wird und begünstigt so den dauerhaften Wundverschluss. Wunden, die einmal verschlossen sind, brechen nicht mehr so leicht auf. Der Umgang mit dem Medikament ist einfach: Tranexamsäure gibt es in Ampullen, als Tablette und Brausetablette. Möglich ist auch die Herstellung einer Mundspüllösung. Es kann gespritzt werden, aber auch geschluckt und auf Wunden getupft werden.

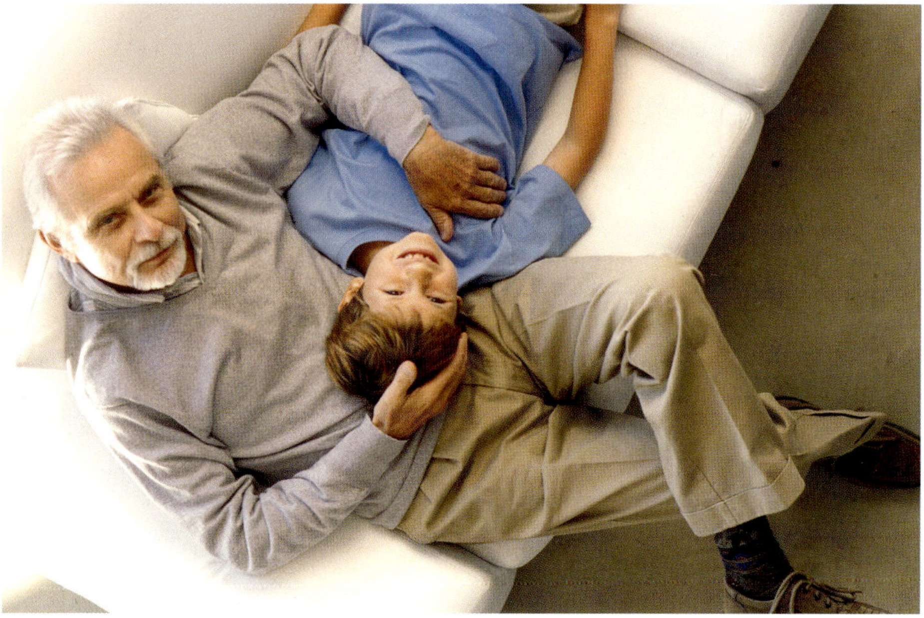

Patienten mit einem von-Willebrand-Syndrom, unabhängig vom Schweregrad, sollten dieses Medikament deshalb immer vorrätig haben oder, besser noch, mit sich führen. Besonders gut geeignet ist Tranexamsäure bei Blutungen der Schleimhäute in der Mundhöhle und im Nasen-Rachen-Raum. Bei kleineren Blutungen kann Tranexamsäure als einziges Medikament bereits ausreichen und ein Faktorpräparat überflüssig machen. Bei schwereren Blutungen der Schleimhäute ist es sinnvoll, das gerinnungsfördernde Mittel zusätzlich zum Faktorpräparat zu verwenden.

Vorsicht geboten ist mit Tranexamsäure bei Nierenblutungen und Blutungen der oberen Harnwege, also immer dann, wenn Blut im Urin ist.

Substitutionstherapie mit Faktorpräparaten

Die Substitution von von-Willebrand-Faktor und Faktor VIII als Faktorersatzpräparat ist inzwischen Standard in der Behandlung und Vorbeugung des schweren von-Willebrand-Syndroms Typ 3. Auch die meisten Typ-2-Patienten lassen sich nur mit der Substitution mit dem Faktorpräparat erfolgreich behandeln.

Das gilt vor allem bei schweren Formen des VWS Typ 2N, vielen Patienten mit Typ 2A und die meisten Patienten mit einem Typ 2B. Aber auch ein schwer ausgeprägtes von-Willebrand-Syndrom vom Typ 1 kann eine Faktorsubstitution notwendig machen. Das Spritzen des Faktorkonzentrats wird anfangs vom Arzt übernommen. Schon früh aber lernen die Patienten oder deren Eltern, den Faktor selbst zu injizieren (siehe Heimselbstbehandlung Seite 68).

Bei leichteren Verläufen wird die Substitutionstherapie zur Vorbeugung von Komplikationen vor größeren chirurgischen Eingriffen genutzt, wenn Desmopressin nicht ausreichend wirkt. Die Entwicklung wirksamer, gut verträglicher, sicherer und einfach handhabbarer Faktorpräparate hat neben einem besseren Verständnis der Erkrankung dazu beigetragen, dass sich die Lebensqualität auch bei Patienten mit schwerem von-Willebrand-Syndrom maßgeblich verbessert hat. Doch bis dahin war es ein langer Weg. Die Geschichte der Faktorpräparate für die von-Willebrand-Behandlung ist zunächst eine Geschichte der Entwicklung von Faktor-VIII-Konzentraten.

Blick in die Geschichte: eine spannende Entwicklung

Noch vor 200 Jahren gab es für »Bluter« keine Therapie. Innere Blutungen ließen sich ohnehin nicht erkennen, äußere Wunden wurden mit einem Verband möglichst fest verschlossen. Man hoffte das Beste. 1840 fanden dann erste Versuche mit der Transfusion von Vollblut statt. Mit wenig Erfolg. Denn die Konzentration der dringend notwendigen Gerinnungsfaktoren im Blut war viel zu gering. Mangels wirksamer Therapie war die Lebenserwartung der Patienten zur damaligen Zeit entsprechend niedrig. Von 52 Blutern starben 49 bis zum 20. Lebensjahr, nur zehn Patienten wurden älter als zehn Jahre, war 1849 in der Zeitschrift des Deutschen Chirurgen-Vereins zu lesen. Auch als Erik A. von Willebrand 1926 zum ersten Mal das von-Willebrand-Syndrom als »hereditäre Pseudohämophilie« beschrieb, standen für die Therapie nur Bluttransfusionen zur Verfügung. In den 40er Jahren des letzten Jahrhunderts wurde den Patienten dann erstmals Blutplasma gegeben. Zunächst aus einer Notlage heraus: Ein Arzt aus der Schweiz wollte einem Patienten Blut übertragen, das dessen Vater gespendet hatte. Doch der Patient entwickelte eine Abwehrreaktion gegen die roten Blutkörperchen. Kurzerhand trennte der Arzt die Blutkörperchen ab und versorgte den Patienten mit dem restlichen Plasma. Mit Erfolg. Der Ersatz des fehlenden Gerinnungsfaktors durch Blutplasma blieb lange Jahre die einzige Möglichkeit, Hämophilie zu behandeln. Dafür mussten dem Patienten allerdings große Plasmamengen verabreicht werden, da die Konzentration an Faktor im Plasma niedrig ist. Eine Behandlung war ausschließlich im Krankenhaus möglich.

Den entscheidenden Schritt zur Entwicklung moderner Faktorpräparate tat eine amerikanische Wissenschaftlerin Anfang der sechziger Jahre. Dr. Judith Pool stellte fest, dass beim langsamen Auftauen von Blutplasma ein festes Substanzgemisch übrig bleibt. Dieses 1964 entdeckte »Kryopräzipitat« war der Vorläufer der heutigen Substitutionspräparate. In diesen Kryopräzipitaten befanden sich nicht nur Gerinnungsfaktoren wie der Faktor VIII, sondern auch der von-Willebrand-Faktor. Weitere intensive Forschungsarbeiten ermöglichten es schließlich, durch ausgeklügelte Reinigungsschritte immer konzentriertere Faktorpäprarate zu gewinnen. Das brachte schließlich den Durchbruch in der Behandlung. 1966 wurde das erste Faktorpräparat für die Behandlung der Hämophilie A zugelassen und gelangte in den Handel. Mit Beginn der achtziger Jahre stand ein sogenanntes intermediär gereinigtes Faktorpräparat zur Verfügung. Dabei handelte es sich um ein Faktor-VIII-Präparat mittlerer Reinheit, das neben dem Gerinnungsfaktor VIII auch von-Willebrand-Faktor enthielt. Diese Präparate konnten für die Behandlung der Hämophilie A sowie für die Behandlung des von-Willebrand-Syndroms eingesetzt werden. Dies bedeutete jedoch nicht das Ende der Entwicklung, denn auch diese Präparate enthielten noch immer schlecht verträgliche Fremdeiweiße und waren mit einem gewissen Risiko für die Übertragung gefährlicher Viren, etwa des HI-Virus, behaftet. In den nächsten Jahrzehnten gelang dann die Produktion von hochreinen Faktor VIII- und Faktor-IX-Präparaten zur Behandlung der Hämophilie A oder B, die aus Blutplasma gewonnen oder gentechnologisch hergestellt werden. Sie eignen sich nicht für die Behandlung des von-Willebrand-Syndroms, da sie keinen von-Willebrand-Faktor (mehr) erhalten. Für die Behandlung des von-Willebrand-Syndroms werden noch immer sogenannte intermediäre Faktorkonzentrate eingesetzt. Es stehen inzwischen aber auch speziell für die Behandlung des von-Willebrand-Syndrom entwickelte, hochgereinigte von-Willebrand-Faktor/Faktor-VIII-Komplexe (VWF/FVIII-Konzentrat) zur Verfügung, die eine hohe Verträglichkeit und Sicherheit besitzen.

Herstellung von Faktorpräparaten

Faktorpräparate zur Behandlung des von-Willebrand-Syndroms werden aus Blutplasma gewonnen.

Faktorpräparate aus Blutplasma

Blut besteht aus Blutzellen, zu denen die roten und weißen Blutkörperchen und die Blutplättchen gehören, und aus Blutplasma. Im Blutplasma sind viele

Substanzen gelöst, unter anderem die für die Gerinnung notwendigen Gerinnungsfaktoren. Für die Herstellung von Faktorpräparaten aus Blutplasma wird das Blut vieler Blutspender gesammelt und daraus das Blutplasma abgetrennt. Für 50 ml Blutplasma benötigt man etwa 100 ml Frischblut. Aus dem Plasmapool wird dann mit aufwändigen, modernsten Verfahren der Gerinnungsfaktor isoliert und hoch aufgereinigt. Um 1 000 Einheiten Faktor VIII zu gewinnen, werden 5 Liter Blutplasma benötigt. Und damit etwa 10 Liter Blut von etwa zwölf bis zwanzig Blutspendern. Der isolierte Gerinnungsfaktor, ein Eiweiß, wird gefriergetrocknet und so haltbar gemacht. Er liegt jetzt als Pulver vor, das vor dem Spritzen gelöst wird.

HINWEIS

Wie viel ist 1-Einheit-Faktor?

Die Konzentration des Gerinnungsfaktors in einem Präparat wird in Einheiten angegeben. 1 Einheit ist die Menge, die bei Gesunden in 1 Milliliter Blutplasma enthalten ist. Dies entspricht 100 Prozent.

Bei allen Medikamenten, die aus Blutplasma hergestellt werden, besteht immer ein gewisses Risiko, dass Viren, mit denen ein Blutspender infiziert war, in das Medikament gelangen. Bei der Produktion dieser Medikamente muss deshalb sichergestellt werden, dass sie keine krankmachenden Viren enthalten wie beispielsweise Hepatitis-B- oder C-Viren, die eine Leberentzündung verursachen können, oder HI-Viren, die Auslöser von AIDS. Deshalb werden die Blutspender, aus deren Blut das Plasma hergestellt und der Faktor isoliert wird, sehr sorgfältig ausgewählt. Auch wird jede Spende auf Hepatitis-A- und B-Viren, auf HI-Viren, Parvoviren und Erreger der Syphilis mit zuverlässigen Methoden getestet, bevor sie in den Produktionsprozess gelangt. Zusätzlich werden vor und während des gesamten Produktionsprozesses wirksame Verfahren eingesetzt, die Viren sicher abtöten oder entfernen. Dazu gehört der Einsatz von starker Hitze, chemischen Mitteln und die Nanofiltration, bei der auch die allerkleinsten Virusteilchen aus dem Plasma entfernt werden können. Sobald ein neues Virus entdeckt wird, das ein Risiko für den Patienten bedeuten könnte, muss gezeigt werden, dass die eingesetzten Virusinaktivierungsverfahren auch diesen Erreger abtöten. Diese hohen Sicherheitsstandards machen Faktorpräparate aus Blutplasma inzwischen zu sehr sicheren Medikamenten.

Intermediär oder hochrein?

Für die Therapie des von-Willebrand-Syndroms sind nur zwei Plasmapräparate in Deutschland zugelassen:

1. Faktor-VIII-Konzentrate mittlerer Reinheit enthalten neben Faktor VIII

von-Willebrand-Faktor auch noch andere Plasmabestandteile, die unter Umständen die Verträglichkeit einschränken können.

2. Hochreiner Faktor-VIII/VWF-Komplex: Von-Willebrand-Faktor und Faktor VIII werden gezielt angereichert, plasmatische Begleitproteine weitgehend entfernt. Dadurch verbessert sich die Verträglichkeit.

Für die Therapie des VWS zugelassene VWF/FVIII-Konzentrate:

Produkt	Firma	Reinheit	Virusinaktivierung	Haltbarkeit (Monate)	Lagerung	Darreichung	Datum der Zulassung	Verhältnis FVIII zu VWF
Wilate®	Octapharma	Hoch	Solvent/ Detergent + Trockenerhitzung 100°C 2 Stunden	36	2–8°C bis zu 2 Monate < = 25°C	450 IE in 5ml 900 IE in 10ml	08.02. 2005	1:1
Haemate® P	CSL Behring	Intermediär	Pasteurisierung	36	< = 25°C	250 IE in 5ml 500 IE in 10ml 1000 IE in 15ml	07.06. 1982	1:2,5

Gentechnisch hergestellte (rekombinante) Gerinnungsfaktoren

Die beste Option für die Substitutionstherapie beim von-Willebrand-Syndrom ist derzeit der aus Plasma gewonnene hochkonzentrierte VWF/Faktor-VIII-Komplex. Im Gegensatz zu anderen Gerinnungsfaktoren ist zur Zeit noch kein gentechnologisch hergestellter von-Willebrand-Faktor zugelassen. Ob und wann entsprechende Präparate verfügbar sein werden, muss die Zukunft zeigen.

Individuelle Entscheidung: Dauerprophylaxe oder Bedarfstherapie

Die Substitutionstherapie mit einem VWF/Faktor-VIII-Komplex ist die Behandlung der Wahl bei schweren Verläufen des von-Willebrand-Syndroms, die sich mit den anderen Medikamenten nicht zufriedenstellend behandeln lassen. Sie kann als Dauerprophylaxe oder als Bedarfstherapie durchgeführt werden. Was für den einzelnen Patienten das Beste ist, muss sehr individuell

HINWEIS

Wirksamkeit: eine Frage der Funktion

Entscheidend für die Wirksamkeit eines Faktor-Präparats zur Behandlung des von-Willebrand-Syndroms ist ein ausreichender Anteil an funktionell aktivem von-Willebrand-Faktor. Günstig ist es zudem, wenn von-Willebrand-Faktor und Faktor VIII in einem physiologischen 1:1 Verhältnis vorliegen, sprich in der Konstellation, wie sie im gesunden Organismus vorhanden sind.

entschieden werden und kann sich im Lauf der Zeit durchaus ändern.

Dauerprophylaxe: Schutz rund um die Uhr

Bei der Dauerprophylaxe wird in regelmäßigen Abständen Faktor gespritzt, unabhängig davon, ob eine akute Blutung oder das Risiko für eine Blutung vorliegt. So lässt sich die Gefahr von Blutungen deutlich senken. Derzeit wird in mehreren Studien der Stellenwert der Dauerprophylaxe beim von-Willebrand-Syndrom untersucht.

Als sinnvoll gilt die Dauerprophylaxe schon jetzt vor allem bei Patienten, die häufig unter Blutungen leiden. Wichtig ist sie besonders bei Patienten mit einem von-Willebrand-Syndrom vom Typ 3, bei denen auch Gelenkblutungen auftreten. Die regelmäßige Substitution des Faktorkonzentrats kann die gefährlichen Blutungen ins Gelenk verhindern und damit auch die gefürchteten Folgeschäden (siehe Seite 27). Außerdem werden mit der Dauerprophylaxe auch Blutungen verhindert, die nicht erkannt und deshalb bei einer Bedarfstherapie auch nicht behandelt werden. Insgesamt sinkt mit der Dauerprophylaxe die Gefahr von Blutungen, die lebensgefährlich sind oder langfristig schwerwiegende Folgeschäden mit sich bringen, deutlich. Das bedeutet für Sie als Patient und Ihre Familien auch weniger Krankenhausaufenthalte, weniger Ängste und bessere Chancen auf ein normales Familienleben. Bei Kindern wird eine Dauerbehandlung nach der ersten Gelenkblutung begonnen oder wenn andere Blutungen häufig auftreten. Der Startschuss fällt meist zwischen dem ersten und zweiten Lebensjahr. Die Prophylaxe kann mit einer einmal wöchentlichen Injektion beginnen und steigert sich dann, eventuell sogar bis auf die dreimalige Gabe pro Woche. Das gilt jedoch nicht generell. Vielmehr müssen die Abstände zwischen den einzelnen Gaben für jeden Patienten individuell festgelegt werden.

Die regelmäßige Gabe von Faktorkonzentraten in Form einer Dauerprophylaxe wird beim schweren von-Willebrand-Syndrom meist bis zum Ende des Wachstums durchgeführt. Im Erwachsenenalter ist die regelmäßige Gabe auch bei chronischen Magen-Darm-Blutungen möglich. Bei Älteren ist sie dagegen nicht mehr regelmäßig erforderlich. Eine vorübergehende Dauerprophylaxe kann allerdings in Lebenssituationen, in denen das Blutungsrisiko erhöht ist, durchaus erneut sinnvoll sein. Nämlich

- bei immer wiederkehrenden Blutungen, die nicht reparable Schäden verursachen,
- bei besonderer körperlicher und psychischer Belastung, etwa bei Begleiterkrankungen oder Stress,
- während Rehabilitationsmaßnahmen oder
- nach einer Hirnblutung oder anderen bedrohlichen Blutungen.

Die Dauerprophylaxe kann unter Umständen wieder abgesetzt werden, wenn über mehrere Wochen bis Monate keine Blutungen mehr aufgetreten sind bzw. wenn der Patienten keinen außerordentlichen Belastungen mehr ausgesetzt ist.

Auch bei schwerem Verlauf eines von-Willebrand-Syndroms vom Typ 1 oder Typ 2 können Sie als Patient von einer möglicherweise auch nur vorübergehenden Prophylaxe profitieren. Denn schwere Schleimhautblutungen lassen sich so vermeiden.

Die Dauerprophylaxe ist allerdings kein Freibrief dafür, unachtsam zu werden und die Krankheit quasi zu vergessen. Sie senkt zwar die Gefahr von Blutungen drastisch, aber nicht auf »null«. Ein Restrisiko bleibt. Vorsichtsmaßnahmen etwa beim Sport sind deshalb nach wie vor notwendig (siehe Seite 87). Kommt es zu Blutungen, obwohl regelmäßig Faktor gespritzt wird, muss eine zusätzliche Dosis gegeben werden. Bei einer Dauerprophylaxe sollte der Gerinnungsfaktor deshalb immer mit im Gepäck sein!

Bedarfstherapie: nur spritzen, wenn es blutet

Bei den meisten Patienten mit einem von-Willebrand-Syndrom vom Typ 2 oder 1 ist eine bedarfsorientierte Therapie ausreichend. Das bedeutet: Ihnen wird nur dann Faktor gespritzt, wenn eine anders nicht zu stillende große Blutung auftritt oder vor medizinischen Eingriffen, wie Zahnbehandlungen, Ope-

HINWEIS

Faktorpräparat im Gepäck

Gerade bei einer Bedarfstherapie ist es wichtig, dass der Faktor im Ernstfall so schnell wie möglich gespritzt wird. Er sollte deshalb immer mitgeführt werden, besonders wenn Sie einen größeren Ausflug planen. Das gilt übrigens auch bei einer Dauertherapie. Denn auch dann können unerwartet Blutungen auftreten.

rationen oder auch nach einer Entbindung. Diese Form der Behandlung wird auch als »On-demand-Therapie« bezeichnet. Ob eine weitere Faktorgabe notwendig ist, über welchen Zeitraum und in welchen Dosen, muss im Einzelfall mit dem Behandlungszentrum geklärt werden. Behandelt wird meist, bis alle Beschwerden, die durch die Blutung verursacht wurden, vollständig abgeklungen sind.

Wenn Sie eine Bedarfstherapie durchführen, sollten Sie darauf achten, dass Sie sich den Faktor so früh wie möglich spritzen. Wenn Sie zögern, verlieren Sie kostbare Zeit. Verabreichen Sie sich den Faktor dagegen sofort, wird die Blutung schnell zum Stillstand gebracht und schwerwiegende Folgeschäden verhindert.

Allergische Reaktion? Frühwarnzeichen beachten!

Faktorpräparate werden meist gut vertragen. Selten treten Fieber oder Kopfschmerzen oder auch eine allergische Reaktion auf. Doch wenn sie auftreten, sollten Sie gewappnet sein. Die ersten Hinweise darauf lassen sich oft schon erkennen, während der Faktor gespritzt wird. Solche Frühwarnzeichen sind rote Flecken, Brustenge, Benommenheit, Übelkeit und ein Abfall des Blutdrucks, der sich in einem leichten Schwindelgefühl äußern kann. Wenn Sie diese Symptome wahrnehmen, sollten Sie die Injektion abbrechen und Ihren Arzt informieren.

HINWEIS

Sehr selten entwickeln Patienten Antikörper gegen den von-Willebrand-Faktor. Dann besteht die Gefahr einer schweren Nierenschädigung.

Schmerzen bekämpfen

Schmerzen können vor allem bei Patienten mit schweren Verlaufsformen auftreten, bei denen es zu Gelenkblutungen oder Muskelblutungen kommt. Schon Babys und Kleinkinder leiden darunter. Bei älteren Patienten treten die Schmerzen als eine Folge früherer Gelenkblutungen auf. Die Schmerzbehandlung ist deshalb für junge und alte Patienten mit schwerem von-Willebrand-Syndrom ein wichtiges Thema. Besonders kompliziert wird sie, weil viele Medikamente, die Schmerz wirksam bekämpfen, auch die Blutgerinnung verzögern und das Risiko von Blutungen erhöhen. Sie zeigen also eine gegenteilige Wirkung wie der Gerinnungsfaktor. Prominentestes Beispiel ist die Acetylsalicylsäure (ASS). Sie ist nicht nur in Aspirin® und den zahlreichen als ASS-deklarierten Präparaten zu finden. Auch viele frei verkäufliche Kombinationspräparate, die als Schmerzmittel im Handel sind, enthalten unter anderem ASS. Sie dürfen bei einem von-Willebrand-Syndrom nicht eingesetzt werden. Bei Kleinkindern verbietet sich ASS ohnehin, da das Schmerzmittel in diesem Lebensalter eine andere schwere Erkrankung, das Reye-Syndrom, auslösen kann. Ob in einem Medikament Acetylsalicylsäure enthalten ist, können Sie auf dem Beipackzettel unter »Inhaltsstoffe« lesen. Auch der Apotheker kann Ihnen hier weiterhelfen, wenn Sie Fragen haben.

Geeignet bei Kleinkindern ist das Schmerzmittel Paracetamol, das es nicht nur als Tablette, sondern auch als Saft und Zäpfchen schon für die ganz kleinen Patienten gibt.

Für Erwachsene bieten sich je nach Intensität der Schmerzen Metamizol oder auch ein Opioid an. Das sollten Sie mit Ihrem Arzt besprechen.

Eine Liste der Medikamente, die für Patienten mit von-Willebrand-Syndrom geeignet sind beziehungsweise von denen Sie besser die Finger lassen sollten, finden Sie auf Seite 89.

WICHTIG

Typ 3? Suchen Sie sich einen Orthopäden!

Da beim schweren von-Willebrand-Syndrom ähnlich wie bei der Hämophilie auch die Gelenke in Gefahr sind, sollte ein Orthopäde in die Betreuung eingebunden werden, der mit den anderen behandelnden Ärzten in Kontakt steht. Seine Aufgabe ist es, die Gelenke regelmäßig unter die Lupe zu nehmen. Sind sie bereits geschädigt, kann er die notwendigen Maßnahmen treffen und bei Bedarf auch Hilfsmittel verordnen, beispielsweise orthopädische Bandagen oder Hülsen und Schienen zur Stabilisierung des geschädigten Gelenks.

Selten notwendig: die Operation

Kommt es bei einem schweren von-Willebrand-Syndrom zu Gelenk- oder Muskelblutungen, kann selten auch eine Operation notwendig sein, um die Folgen zu beheben. Sie kann beispielsweise

- X- und O-Beine und andere schwere Fehlstellungen ausgleichen,
- schwer zerstörte oder veränderte Gelenkinnenhaut entfernen; sie gilt als Hauptursache für Schmerzen, aber auch für eine fortgesetzte Blutungsneigung und immer wiederkehrende Blutungen in dasselbe Gelenk; mit der Entfernung der Gelenkinnenhaut werden weitere Blutungen verhindert, die schwere Gelenkschädigung aufgehalten,
- schwer geschädigte Gelenke ersetzen, etwa durch Metall- oder Kunststoffgelenke.

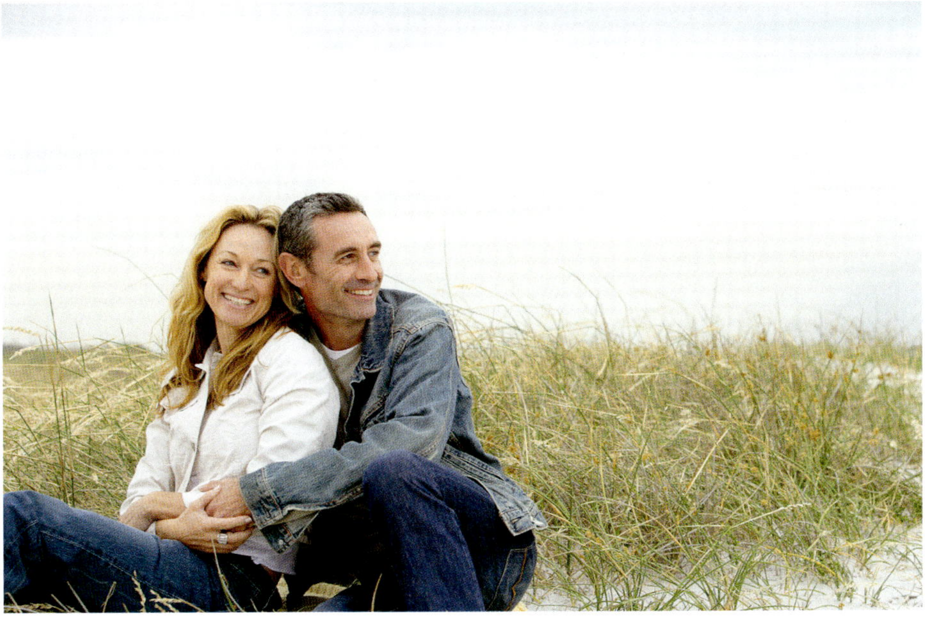

Bei allen chirurgischen Eingriffen muss auf eine ausreichende Substitutionsbehandlung mit einem VWF/F-VIII-Präparat geachtet werden.

Akute Blutungen richtig behandeln

Blutungen treten sehr selten beim Arzt oder im Krankenhaus auf. Meist sind der Patient selbst beziehungsweise Sie als Eltern gefordert, in einer akuten Blutungssituation zu handeln. Deshalb hier die wichtigsten Informationen zum konkreten Vorgehen bei den wichtigsten Blutungen. Entscheidend ist dabei immer der Schweregrad der Blutungssymptomatik.

Bei **Nasenbluten** kann zunächst durch Druck auf den Nasenflügel für mindestens zehn Minuten (Stoppuhr) versucht werden, die Blutungen zu stoppen. Der Patient sollte dabei aufrecht sitzen. Mit Tamponaden lässt sich die Blutung ebenfalls eindämmen. Ein Eisbeutel auf der Nase oder in den Nacken kann die Blutstillung unterstützen. Lässt sich die Blutung nicht stillen, können Sie Tranexamsäure direkt auf die Blutungsstelle aufbringen. Aber Vorsicht bei allen Manipulationen an der Nase. Sie können die Blutung auch verstärken. Unstillbare Blutungen werden mit Desmopressin-Infusionen oder VWF/F-VIII-Konzentrat behandelt.

Schleimhautverletzungen in der Mundhöhle wie Biss-, Riss- und Schnittverletzungen, Blutungen am Gaumen, vor allem aber auch Mundboden- und Zungengrundblutungen (Erstickungsgefahr!) müssen mit einem Faktorpräparat behandelt werden. Anders lassen sich diese Blutungen zumindest bei schweren Verlaufsformen kaum stoppen. Bei leichteren Blutungen kann Desmopressin versucht werden. Der Arzt kann auch ein tranexamsäurehaltiges Mundbad verschreiben. Selten kann Gewebekleber (Fibrinkleber) erforderlich sein.

Kleine Hautverletzungen, wie Schürf-, Kratz- und Schnittwunden, lassen sich meist durch die übliche Wundversorgung mit einem Pflaster oder einem Wundverband ausreichend behandeln. Wichtig ist, dass die Blutung durch ausreichenden Druck auf die Wunde zum Stillstand gebracht wird. 10 bis 15 Minuten sollte der Druck ausgeübt werden. Schauen Sie auf die Uhr! Denn die Zeitspanne wird meist unterschätzt. Bei Wunden, die nicht aufhören zu bluten, sollte der Arzt beziehungsweise das Hämophiliezentrum herangezogen werden. Eventuell ist auch ein Faktorpräparat notwendig.

Hauthämatome (blaue Flecken) müssen in aller Regel nicht behandelt werden. Das Blut unter der Haut gelangt innerhalb von Tagen auch ohne weiteres Zutun wieder in den Blutstrom. Anders ist es bei sehr großen Hämatomen, die die Beweglichkeit einschränken und zu schmerzhaften Hautspannungen führen oder wenn das Nachbargewebe geschädigt wird. Dann kann mit einer Lymphdrainage die Abwanderung des Bluts in den Blutstrom beschleunigt werden.

Seltene **Nierenblutungen** müssen nicht sofort mit Faktor behandelt werden, da sie meist harmlos sind. Trinken Sie viel. Hält die Blutung länger als 24 Stunden an, sollten Sie, nach Rücksprache mit dem Behandlungszentrum, mit VWF/F-VIII-Konzentrat behandeln.

Bei **Blutungen im Verdauungstrakt** (»schwarzer Stuhl«, »blutiges Erbrechen«) sollten Sie sofort Kontakt mit Ihrem Zentrum aufnehmen. In der Regel wird Faktorpräparat gegeben. Zusätzlich sollte nach der Blutungsquelle sowie nach der Blutungsursache geforscht werden.

Bei **Verdacht auf Hirnblutung** (siehe Seite 29) sollte sofort Faktorpräparat gegeben werden. Informieren Sie das Zentrum. Sinnvoll ist eine Krankenhauseinweisung und die Beobachtung des Patienten über 48 Stunden.

Bei **Gelenkblutungen** sind im Wesentlichen drei Behandlungsschritte erforderlich:

- sofortige Gabe von VWF-haltigem Faktorkonzentrat, um die Blutung zu stoppen,
- möglichst schnelle Physiotherapie, um das Blut aus dem Gelenk in den Blutstrom zu befördern,
- langfristige Physiotherapie über einige Wochen, um Gelenkschäden vorzubeugen (siehe Kasten) und
- gegebenenfalls Lymphdrainagen, die das Abschwellen beschleunigen.

Bei Gelenkblutungen ist die Zeit, bis die Blutung gestoppt wird, besonders wichtig. Je früher das gelingt, umso geringer ist die Gefahr, dass das Gelenk durch die Blutung schwer geschädigt wird, und umso schneller erholt sich der Patient von der Blutung wieder. Meist genügt es bei einer Gelenkblutung, einmal das Faktorkonzentrat zu spritzen, um die Blutung in den Griff zu bekommen. Halten Sie jedoch Rücksprache mit ihrem Zentrum über die Dauer der Behandlung. Nur dort kann entschieden werden, wie die weitere Faktortherapie aussehen muss.

Wird nicht rechtzeitig Faktorkonzentrat verabreicht, kann die Gelenkblutung große Schmerzen verursachen. Sie können dann zusätzlich ein schmerzstillendes Medikament einnehmen bzw. Ihrem Kind geben, wie etwa Paracetamol (siehe Seite 90). Schmerzlindernd und abschwellend wirkt auch ein kühlender Eisbeutel auf dem Gelenk. Sie sollten Eis in einen Beutel oder ein Tuch füllen. In der Apotheke gibt es auch sogenannte »Cold Packs« in verschiedenen Größen, die Sie einfach in der Tiefkühltruhe für den Notfall lagern können. Auch verschiedene physiotherapeutische Maßnahmen helfen gegen Schmerz und Schwellung. In Frage kommen Ultraschall (z.B. Phonophorese oder Sonophorese) oder die transkutane elektrische Nervenstimulation (TENS). Diese Verfahren werden in der Orthopädie häufig zur Schmerzbehandlung eingesetzt. Eine Elektrotherapie wird wegen der Förderung der Durchblutung nicht in allen Fällen sinnvoll sein bzw. auch nicht von jedem vertragen.

Bis die Schwellung und der Schmerz nach einer Gelenkblutung völlig abgeklungen sind, kann es, je nach Ausmaß der Blutung und dem Beginn der Behandlung mit dem Faktorpräparat, mehrere Tage oder Wochen dauern. Erst dann fühlt sich das Gelenk wieder normal an. Während dieser Zeit kann es sinnvoll sein, das Gelenk mit einem festen Verband zu stabilisieren. Bei einem blutenden Gelenk darf jedoch kein Druckverband angelegt werden. Er würde den durch das sich ansammelnde

Blut in der Gelenkkapsel ohnehin hohen Druck weiter steigern und das Gelenk zusätzlich schädigen. Auch sollte ein Stützverband nicht zu lange getragen werden, da dann Muskeln und Bänder geschwächt werden können.

Nach einer Gelenkblutung sollte immer geprüft werden, ob und inwieweit das Gelenk Schaden genommen hat. Zudem muss entschieden werden, ob eine längere Physiotherapie notwendig ist. Lymphdrainagen, die die Auflösung des Blutergusses fördern, sind fast immer sinnvoll.

Entwickelt sich eine chronische Gelenkblutung mit einer dauerhaften Entzündung der Gelenkinnenhaut, werden neben einer Dauertherapie mit Faktorkonzentrat auch sogenannte nichtsteroidale Antiphlogistika zur Bekämpfung der Entzündung herangezogen. Die Gabe von Cortison sollte dagegen vermieden werden. Lässt sich die Gelenkblutung dann noch immer nicht behandeln, wird man sich überlegen, die blutende Gelenkinnenhaut zu entfernen, um eine völlige Gelenkzerstörung aufzuhalten. Bei fortschreitender Gelenkzerstörung mit chronischen Schmerzen und schweren Funktionseinbußen ist der Gelenkersatz die Therapie der Wahl für Sie als Erwachsene. Das genaue Vorgehen wird im Einzelfall mit dem behandelnden Zentrum abgestimmt.

Bei **Muskelblutungen** muss ähnlich wie bei der Gelenkblutung ebenfalls sofort VWF-haltiges Faktorkonzentrat substituiert werden. Der Muskel sollte ruhiggestellt und mit Eis gekühlt werden. Nach

HINWEIS

Sofortmaßnahmen bei Gelenkblutung

Bei einer Gelenkblutung ist sofortiges Handeln erforderlich, um die Blutung zu stoppen, Schmerzen zu verhindern und Gelenkschäden zu vermeiden.

- Faktorkonzentrat substituieren
- Rücksprache mit dem Behandlungszentrum; weitere Therapie abklären
- Gelenk kurzzeitig ruhigstellen, idealerweise auf einer weichen Unterlage und möglichst höher lagern als der Brustkorb
- Gelenk nicht belasten, eventuell Gehhilfen verwenden
- Gelenk kühlen, mit einem Cold Pack oder Kühlakku
- bei Bedarf Schmerzmittel einnehmen
- eventuell Entlastungspunktion bei großen Blutungen; dabei wird mit einer Nadel Blut aus dem Gelenk entfernt; bei diesem Verfahren muss vorher unbedingt ein VWF-haltiges Faktorpräparat substituiert werden.
- Ultraschall, TENS, Elektrotherapie
- langfristig: Krankengymnastik, Lymphdrainagen.

einer Muskelblutung sollte unbedingt Kontakt mit dem Arzt aufgenommen werden, denn Blutungen in bestimmte Muskeln können schwerwiegende Folgen haben, die schlimmstenfalls sogar zum Verlust einer Extremität führen können. Man spricht von einem »Kompartment-Syndrom«. Je nach Ausmaß der Blutung kann eine Krankengymnastik notwendig sein. Auch hier können Lymphdrainagen (vorsichtige Weichteilmassage) sinnvoll sein, da dann der Bluterguss schneller wieder abklingt.

Das von-Willebrand-Syndrom und die Frauen

Das von-Willebrand-Syndrom wird an Frauen genau so häufig vererbt wie an Männer. Es wird bei ihnen jedoch meist häufiger diagnostiziert. Durch die natürlichen Blutungssituationen bei Regelblutung und Geburt fällt das VWS häufiger auf. Eine lang dauernde oder verstärkte Regelblutung kann ein deutlicher Hinweis auf ein von-Willebrand-Syndrom sein. Knapp 60 Prozent der Frauen mit einem von-Willebrand-Syndrom leiden unter solchen Menorrhagien (siehe Kasten). Ihre Monatsblutung ist verstärkt und dauert länger als die üblichen sechs Tage. Umgekehrt findet sich bei bis zu 20 Prozent der Frauen mit einer Menorrhagie auch ein von-Willebrand-Syndrom. Für viele Frauen mit von-Willebrand-Syndrom ist die lange Regelblutung jedoch »normal«, denn sie orientieren sich an ihren Müttern, die, ohne es zu wissen, ebenfalls an einem von-Willebrand-Syndrom leiden und deren Monatsblutungen deshalb ebenfalls lang und schwer sind. Grundsätzlich gibt es natürlich individuelle Unterschiede in der Dauer und Heftigkeit der Monatsblutung. Auffällig aber sind:

- Monatsblutungen, die länger als sechs Tage dauern
- Tamponwechsel mehr als viermal pro Tag oder Tamponwechsel nachts (mehr als 80 ml Blutverlust)

Hinzu kommen oft starke Schmerzen im Unterleib. Langfristig kann sich durch erhöhten Blutverlust eine Blutarmut (Anämie) und Eisenmangel entwickeln. Blässe, Müdigkeit und Abgeschlagenheit belasten dann viele Frauen zusätzlich. Auch nachgeburtliche Blutungsproblematiken sind ebenfalls ein häufiger Diagnosegrund für ein von-Willebrand-Syndrom.

Wenn bei Ihnen Menorrhagien auftreten, sollten Sie auf jeden Fall mit Ihrem Frauenarzt darüber sprechen und abklären lassen, ob Sie an einem von-Willebrand-Syndrom leiden. Denn Stärke und Länge der Monatsblutungen lassen sich

HINWEIS

Häufigste Symptome bei Frauen mit von-Willebrand-Syndrom

- Verlängerte und verstärkte Regelblutung 58,2 %
- »Blaue Flecken“ (Bluterguss in den Weichteilen) 13 %
- Zahnfleischbluten 12,5 %
- Nasenbluten 8,7 %
- Blutungen des Magen-Darm-Traktes 5,4 %

(Quelle: Scharrer I. Women with Willebrand Disease. Hämostaseologie 2004; 24: 44–49)

ebenso behandeln wie die Anämie. Ihre Lebensqualität verbessert sich dadurch deutlich. Außerdem können in Risikosituationen wie einer Fehlgeburt oder einer Operation gezielt behandelt und Komplikationen vermieden werden. Verhindert werden kann oft auch die überflüssige Entfernung der Gebärmutter, die bei einem unbekannten von-Willebrand-Syndrom wegen starker Blutungen oft völlig zu Unrecht durchgeführt wird. Zudem kann ein VWS mit einer erhöhten Rate an Fehlgeburten einhergehen. Um diese zu verhindern kann manchmal die wiederholte Gabe von VWF/F-VIII-Konzentrat erforderlich sein.

Wenden Sie sich zur spezifischen Diagnosestellung unbedingt an ein Behandlungszentrum, das auf Gerinnungsstörungen spezialisiert ist (hämostaseologisches Zentrum). Dort erhalten Sie die beste Beratung!

Fallbeispiel 3

Besonders dramatisch ist der Fall eines 13jährigen Mädchens. Sie blutete bei ihrer ersten Menstruation so stark und lang, nämlich über sieben Tage, dass sie eine Bluttransfusion benötigte. Bis zu diesem Zeitpunkt war keine erhöhte Blutungsneigung aufgefallen. Die Mutter berichtete dagegen ebenfalls von einer verstärkten Menstruation. Bei Mutter und Tochter wurde letztlich durch Bestimmung der VWF-Multimere ein VWS vom Typ 2A diagnostiziert.

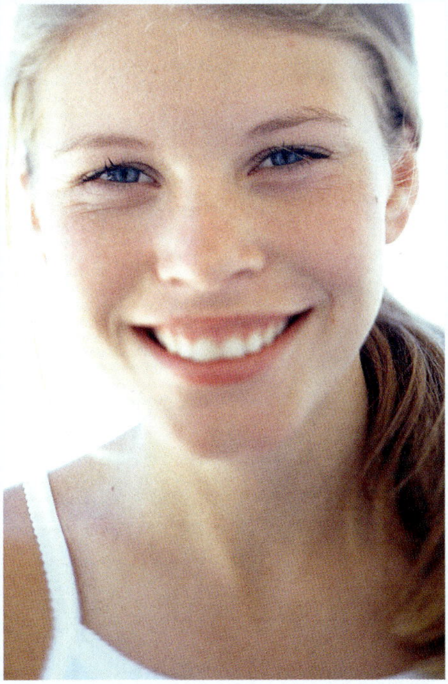

Die nachfolgenden Menstruationen des Mädchens verliefen ohne Behandlung insgesamt unproblematisch.

Weniger Blutungen unter Hormontherapie

Behandelt wird das von-Willebrand-Syndrom bei Frauen ebenso wie bei Männern, je nach Schwere und Typ mit Desmopressin, Tranexamsäure und/oder VWF/Faktor-VIII-Konzentraten (siehe Seite 43). Sie als Frau haben aber zusätzlich noch eine weitere Möglichkeit für Zeiten, in denen kein Kind geplant ist: Mit hormonellen Verhütungsmitteln (»Pille«, hormonbeschichtete Spiralen) lassen sich Dauer und Schwere der Monatsblutungen deutlich senken.

Schwangerschaft? Kein Problem!

Wenn Sie eine Schwangerschaft planen, sollten Sie frühzeitig mit Ihrem Frauenarzt sprechen und eine humangenetische Beratung in Anspruch nehmen. Wichtig ist, dass der Frauenarzt und der spezialisierte Hämostaseologe an Ihrem Hämophiliezentrum während der Schwangerschaft eng zusammenarbeiten. Außerdem sollten Sie sich rechtzeitig in der Geburtsklinik vorstellen, in der ihr Kind zur Welt kommen soll. Eine Hausgeburt oder eine Geburt in einem Geburtshaus sollten Sie nicht ins Auge fassen.

Die ganz überwiegende Mehrzahl der Frauen mit einem von-Willebrand-Syndrom (VWS) kann bei richtiger Betreuung ein normales Leben führen, auch bei schweren Verlaufsformen. Das gilt auch für die Familienplanung. Frühzeitig und richtig behandelt bedeutet ein VWS für die Schwangerschaft kein Problem. Bei Patientinnen mit Typ 1 oder 2 steigt der von-Willebrand-Faktor vor allen im letzten Schwangerschaftsdrittel an und erreicht kurz vor der Entbindung Werte, die eine ausreichende Blutstillung für die Geburt gewährleistet. Dies kann im Labor überprüft werden. Der Gerinnungsspezialist entscheidet, ob eine Therapie unter der Geburt notwendig ist. Der von-Willebrand-Faktor fällt nach der Geburt sehr schnell wieder ab: auch diese Phase muss vom Gerinnungsspezialisten überwacht werden, der entscheidet, ob eine Therapie notwendig ist, um nachgeburtliche Blutungen zu verhindern.

Zu Blutungskomplikationen kann es bei einem Schwangerschaftsabbruch oder einer Fehlgeburt kommen. Ist das von-Willebrand-Syndrom bekannt, lässt sich die Blutung mit der Gabe eines VWF/Faktor-VIII-Präparats schnell stoppen.

Pränataldiagnostik

Ob Ihr Kind ebenfalls erkrankt oder Überträger der Krankheit sein wird, hängt vom Erbgang und damit vom Typ des von-Willebrand-Syndroms und vom Zufall ab. Liegt bei Ihnen oder dem Vater Ihres Kindes beispielsweise ein von-Willebrand-Syndrom vom Typ 1 vor, ist das Krankheitsrisiko für Ihr Kind 50 Prozent. Auch, wenn der andere Elternteil gesund ist (dominanter Erbgang). Bei einem von-Willebrand-Syndrom vom Typ 3 müssen dagegen beide Elternteile den Gendefekt tragen und ihn auf das Kind übertragen, damit die Krankheit ausbricht. Mehr Informationen über die Erbgänge und Risiken finden Sie auf Seite 18.

Ist der Gendefekt nachweislich bekannt, lässt sich mit der Pränataldiagnostik während der Schwangerschaft schon früh feststellen, ob ihr Kind die fehlerhafte Erbinformation trägt oder nicht. Möglich ist dies entweder durch eine Fruchtwasseruntersuchung oder durch eine Chorionzottenbiopsie. Bei der Chorionzottenbiopsie wird Gewebe aus dem kindlichen Teil der Plazenta entnommen. Sie kann ab der zehnten Schwangerschaftswoche durchgeführt werden. Das Ergebnis ist nach etwa einer Woche zu erwarten. Die Fruchtwasseruntersuchung, (Amniozentese) ist ab der 14. Schwangerschaftswoche möglich. Das Ergebnis liegt frühestens nach zwölf Tagen vor. Das Risiko einer Fehlgeburt bei beiden Maßnahmen liegt zwischen 0,4 und 1 Prozent – es ist geringfügig höher bei der Chorionzottenbiopsie.

Eine Pränataldiagnostik ist allerdings nur zu überlegen, wenn das Risiko einer sehr schweren Verlaufsform des von-Willebrand-Syndroms besteht.

Stellt sich heraus, dass Ihr ungeborenes Kind die defekte Erbinformation trägt, ist nach entsprechender Beratung ein medizinisch indizierter Schwangerschaftsabbruch möglich.

Es ist hilfreich, sich vor Maßnahmen der Pränataldiagnostik klar zu sein, wie man zu dieser Frage steht. Auch die humangenetische Beratung hilft bei der Entscheidungsfindung.

Normale Entbindung: besser als Kaiserschnitt

Als Frau mit einem von-Willebrand-Syndrom können Sie Ihr Kind auf natürlichem Weg zur Welt bringen. Ein Kaiserschnitt ist, falls er nicht aus anderen

WICHTIG

Emotionale Belastung: Ihr Behandlungszentrum hilft!

Während die Schwangerschaft körperlich völlig unproblematisch sein kann, ist sie emotional für Sie als werdende Eltern oft schwierig, wenn die Möglichkeit besteht, dass Ihr Ungeborenes schwer betroffen ist. Denn die Ungewissheit oder auch die Gewissheit, dass Ihr Kind krank ist oder sein könnte, kann sehr belastend sein. Auch Männer, die die Krankheit auf ihr Kind übertragen, kommen damit oft nur schlecht zurecht. Trotz der Problematik können und sollten Sie die Schwangerschaft und Ihr Kind genießen. Denn ihm fehlt nicht mehr als ein winzig kleines Teilchen im Bauplan eines Eiweißstoffs. Ihre Freunde und Ihre Familie können in dieser schwierigen Situation oft nicht die richtige Unterstützung bieten. Nehmen Sie bei Bedarf frühzeitig professionelle Hilfe in Anspruch. Ihr Zentrum hilft Ihnen gerne!

Gründen notwendig wird, nicht erforderlich oder sogar ungünstig, da häufiger schwere Blutungen und Probleme bei der Wundheilung auftreten. Während der Geburt kann das Blutungsrisiko zwar je nach Typ des von-Willebrand-Syndroms leicht erhöht sein. Insgesamt ist die Gefahr eines größeren Blutverlustes jedoch wegen der angestiegenen VWF-Konzentrationen bei den meisten Frauen eher niedrig. Kurz nach der Geburt fallen die Werte aber drastisch ab. Bei einem von-Willebrand-Syndrom vom Typ 3, aber auch bei qualitativen Defekten, können schwere Nachblutungen auftreten. Sie führen nicht selten zu einer Entfernung der Gebärmutter, wenn die Ursache nicht bekannt ist. Bei bekanntem von-Willebrand-Syndrom wird erfolgreich mit einem Faktorpräparat behandelt. Bei Patientinnen mit leichtem von-Willbrand-Syndrom kann es wegen der abfallenden VWF-Spiegel vor allem im Wochenbett zu Blutungen kommen.

Wenn Sie selbst oder der Vater des Kindes an einem schweren von-Willebrand-Syndrom leiden oder wenn in der Familie ein von-Willebrand-Syndrom bekannt ist, sollten Sie für die Entbindung folgende Punkte beachten:

- Entscheiden Sie sich für eine Geburtsklinik, an die eine Neugeborenen-Intensivstation, besser noch ein Hämophiliezentrum, angeschlossen ist oder die mit einem Hämophiliezentrum kooperiert. Eine Hausgeburt ist dagegen keinesfalls zu empfehlen.
- Stellen Sie sich in der Geburtsklinik zwei bis drei Monate vor dem errechneten Entbindungstermin vor. Die Klinik sollte dann auch Kontakt mit dem nächsten Hämophiliezentrum aufnehmen. Dort werden Sie und Ihr Baby, falls es an einem von-Willebrand-Syndrom erkrankt ist, nach der Geburt am besten versorgt.
- Während und nach der Geburt kann es bei Ihnen als Mutter zu verstärkten Blutungen und Wundheilungsstörungen kommen. Das gilt insbesondere bei Kaiserschnittentbindungen. Um so wichtiger ist es, dass die Geburtsklinik informiert ist und die entsprechenden Medikamente verfügbar hat.

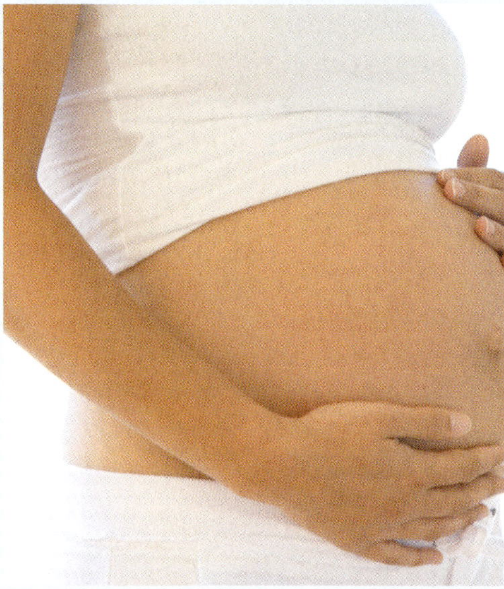

Kaum Risiken für das Kind

Für Ihr Kind mit einem VWS gibt es bei einer normalen Entbindung kaum Geburtsrisiken. Das gilt für leichtere Verlaufsformen ohnehin, da durch den Geburtsvorgang beim Kind der von-Willebrand-Faktor ansteigt. Aber auch bei schwerem von-Willebrand-Syndrom treten nur äußerst selten Blutungen auf. Bei Nabelschnurblutungen oder Hämatomen am Kopf durch den Druck im Geburtskanal wird ein VWF/Faktor-VIII-Konzentrat verabreicht. Wenn keine Blutungen auftreten, muss Ihr Kind nicht auf die Intensivstation. Wie alle Neugeborenen sollten erst recht Neugeborene mit einer Blutgerinnungsstörung Vitamin K erhalten. Vitamin K ist für die Gerinnung notwendig und ist bei allen Neugeborenen oft nicht in ausreichender Menge vorhanden. Die Gabe von Vitamin K, meist in Form von Tropfen, seltener als Injektion in die Vene, ist unproblematisch.

HINWEIS

Wenn Sie wissen, dass Sie möglicherweise oder sicher einen Jungen oder ein Mädchen mit einem VWS vom Typ 3 entbinden, sollten Sie sich schon während der Schwangerschaft mit dem nächsten spezialisierten Hämophiliezentrum Kontakt aufnehmen. Denn Ihr Kind sollte dort baldestmöglich nach der Geburt untersucht werden. Und auch für die weitere Betreuung des Kindes sind Sie dort in den besten Händen.

Die Töchter vorbereiten

Bei vielen Mädchen mit einem leichten von-Willebrand-Syndrom verläuft die Krankheit in den ersten Lebensjahren eher unauffällig. Sie leiden vielleicht häufiger unter Nasenbluten oder »blauen Flecken«. Zu bedrohlichen Blutungen kommt es kaum. Das kann sich mit der ersten Monatsblutung drastisch ändern. Dann sind derart schwere Blutungen möglich, dass sie in der Klinik behandelt werden müssen und schlimmstenfalls Bluttransfusionen notwendig werden. Für die jungen Mädchen, für die die erste Regelblutung ohnehin etwas ganz Besonderes ist, bedeutet diese massive Blutung ein Schock. Es ist deshalb wichtig, sie darauf vorzubereiten, dass ihre erste Monatsblutung sehr stark ausfallen kann, und im Ernstfall schnell zu reagieren.

Wechseljahre: Wird alles besser?

Wenn mit den Wechseljahren die Blutungen allmählich schwächer werden und schließlich ganz aufhören, verbessert sich die Situation für einen Teil der Frauen mit von-Willebrand-Syndrom. Manchmal verschwinden die Beschwerden völlig. Die Blutungssymptomatik kann sich aber auch verschlimmern. Hier gibt es eine große individuelle Bandbreite.

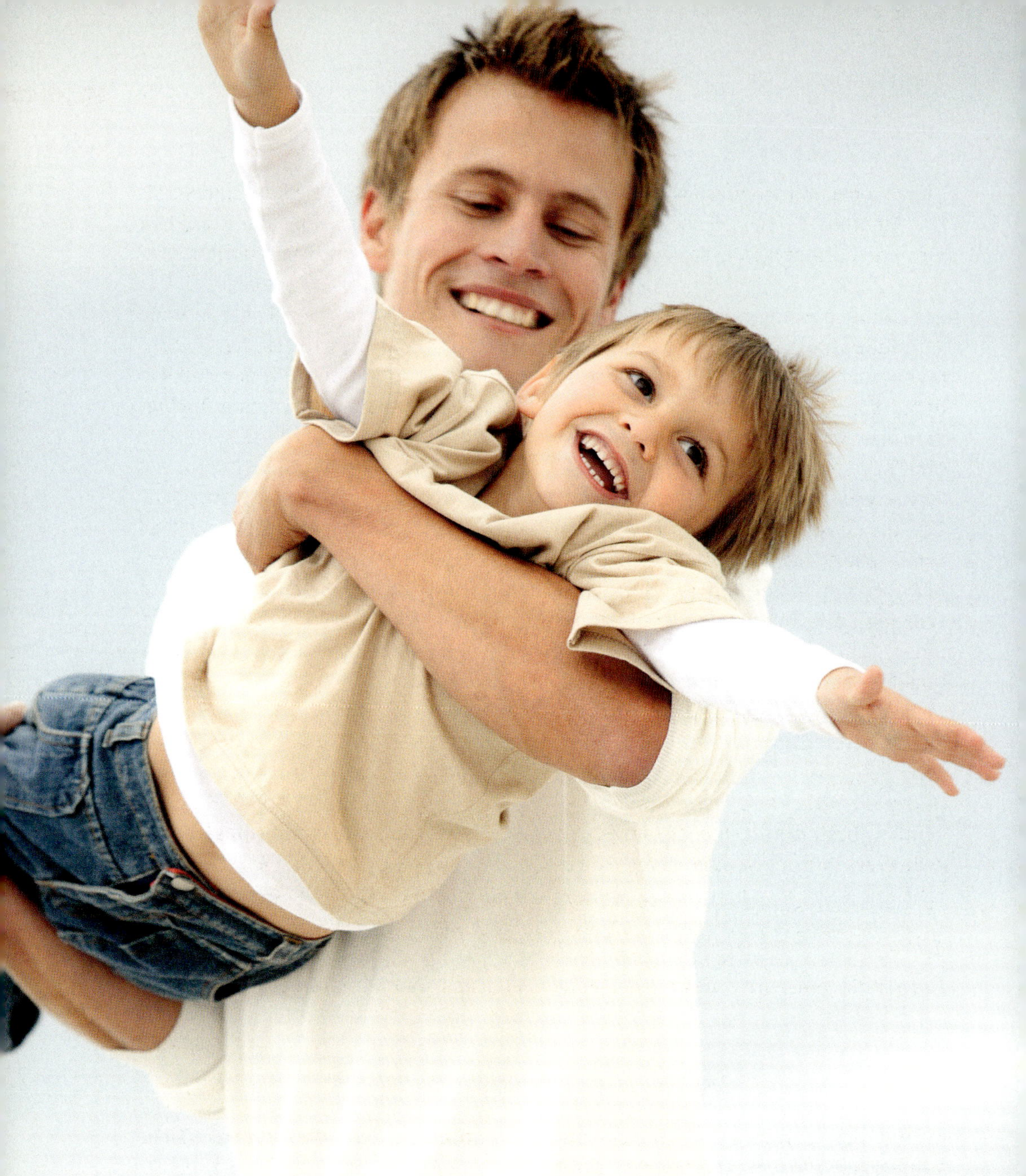

Leben mit dem von-Willebrand-Syndrom

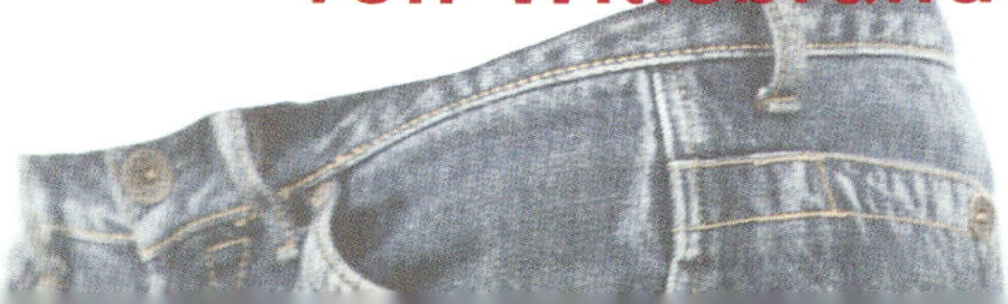

Das Leben mit einem von-Willebrand-Syndrom ist bei leichten Verlaufsformen kaum eingeschränkt. Aber auch eine starke Blutungssymptomatik ist mit deutlich weniger Einschränkungen verbunden als noch vor 30 Jahren. Dank der modernen Substitutionstherapie haben von-Willebrand-Patienten mit einem Typ 3 inzwischen eine annähernd gleiche Lebenserwartung wie Gesunde. Die Lebenserwartung von Patienten mit Typ 1 kann ohnehin länger sein als im Durchschnitt, da diese Patienten seltener eine der häufigsten Todesursachen erleiden, z.B. einen Herzinfarkt oder einen Schlaganfall. Auch ihre Lebensqualität hat sich deutlich gebessert, insbesondere durch die Möglichkeit der Heimselbstbehandlung. Dennoch: Ihr Leben als Patient und Ihre Familie wird durch die Krankheit noch immer wesentlich bestimmt. Denn die Angst vor schweren Blutungen und deren Folgeschäden sitzen tief. Je besser es gelingt, die Krankheit in den Alltag zu integrieren, desto eher wird sich eine gewisse Normalität einstellen, desto eher können Ihre Kinder, Sie als Eltern und Sie als betroffener Erwachsener die Krankheit akzeptieren und desto eher wird das Leben trotz Blutgerinnungsstörung gut gelingen. Dabei treten viele Fragen auf. Ab wann ist eine Selbstbehandlung möglich? Was tun, wenn die Venen zu klein sind? Kann mein Sohn/meine Tochter auf eine normale Schule gehen? Und was ist mit Urlaub? Welche Impfungen sind angeraten und überhaupt möglich? Mein Sohn möchte so gerne Fußball spielen, meine Tochter möchte so gerne reiten – geht das? Bei solchen Fragen des täglichen Lebens stehen Ihnen Ärzte, Zentren und Selbsthilfegruppen gerne zur Verfügung.

Im Folgenden geht es um diese Fragen, die im täglichen Leben auftreten und zum Problem werden können. Hier sollen Sie möglichst konkrete Tipps bekommen. Wichtig sind dabei auch psychosoziale Aspekte. Denn die Lebensqualität hängt auch wesentlich davon ab, wie gut Sie in Ihr Umfeld eingebunden sind und sich anerkannt fühlen.

Rund um die Substitutionstherapie

Wenn der Schweregrad Ihres von-Willebrand-Syndroms oder der ihres Kindes eine Dauerprophylaxe oder eine Bedarfstherapie mit einem VWF/Faktor-VIII-Konzentrat erfordert, sollten Sie zwei Dinge beachten:

- Führen Sie den Notfallausweis (siehe Seite 68) immer mit sich, halten Sie ihn griffbereit und bewahren Sie ihn für jeden einsehbar auf, vor allem, wenn Sie allein unterwegs sind. In diesem mehrsprachigen »Bluterpass«

sind alle für den Notfall wichtigen Daten und Befunde eingetragen. Sie erhalten ihn in Ihrem Behandlungszentrum oder als Mitglied der Deutschen Hämophiliegesellschaft kostenlos. Dort gibt es außerdem eine Autoplakette sowie eine Notfallplakette, die um den Hals getragen werden kann. Empfehlenswert ist es zudem, eine Plakette auch auf der Babyschale beziehungsweise dem Kindersitz anzubringen. Dies sind jedoch nur Möglichkeiten für besonders Ängstliche, denn auf Plaketten können oft nicht alle erforderlichen Daten eingetragen werden, da sie zu klein sind. Dagegen ist der Notfallausweis mit Angaben zu Ihrer Erkrankung (einschließlich dem VWS-Typ), Ihrer Blutgruppe, Medikamentenname und Dosis für den Notfall, zum nächstgelegenen Medikamentennotfall-Depot sowie der Notfall-Handynummer Ihres Behandlungszentrums unerlässlich.

- Gehen Sie nie ohne Notfallausweis aus dem Haus, auch wenn Sie nur kurz eine Besorgung machen müssen. Ein Notfall kann jederzeit eintreten.

HINWEIS

Wenn Sie in eine Notfallsituation geraten, müssen Sie davon ausgehen, dass die betreuenden Sanitäter oder Ärzte mit dem von-Willebrand-Syndrom wenig oder gar keine Erfahrung haben. Sie wissen in diesem Fall am besten Bescheid, was zu tun ist. Bestehen Sie darauf, dass Ihnen Faktor oder Desmopressin (DDAVP) verabreicht wird und sich das medizinische Personal umgehend mit Ihrem Hämophiliezentrum in Verbindung setzt.

Die Heimselbstbehandlung

Wer, wie bei einer Dauerprophylaxe, z.B. dreimal wöchentlich VWF/Faktor-VIII-Konzentrat benötigt und deswegen jedes Mal den Arzt aufsuchen und im Wartezimmer sitzen muss, bis er endlich an der Reihe ist, wird in seinem Lebensalltag stark eingeschränkt. Bei akuten Blutungen sollte zudem ohnehin so schnell wie möglich das Faktorkonzentrat gespritzt werden. Bis ein Arzt zur Stelle ist oder der Patient in eine Klinik gelangt, verstreicht wertvolle Zeit, in der die Blutung bereits großen Schaden anrichten kann. Vor diesem Hintergrund entstand Ende der 60er Jahre in Skandinavien die Idee der Heimselbstbehandlung für Hämophile. Könnten der Patient, seine Eltern oder andere Angehörige den mangelnden Gerinnungsfaktor bei einer Blutung sofort spritzen, kann die Blutung rascher gestoppt und Schmerzen sowie Folgeschäden eher vermieden werden. So die damaligen Überlegungen zur Etablierung der Heimselbstbehandlung, die seit etwa 35 Jahren auch in Deutschland eine Selbstverständlichkeit ist und flächendeckend zum Einsatz kommt. Entscheidend für die Umsetzung der Heimselbstbehandlung im Alltag war auch die Entwicklung moderner Faktorpräparate, die sich für die Selbstinjektion eigneten, nämlich gut verträglich sind und zu Hause im Kühlschrank gelagert werden können. Inzwischen hat sich auch für einige Patienten mit schwerem von-Willebrand-Syndrom eine Dauerprophylaxe bewährt, die sie dann in der Heimselbstbehandlung durchführen können. Mit der Selbstinjektion lässt sich aber nicht nur die Blutung besser, weil schneller, behandeln. Sondern sie erlaubt auch ein größeres Maß an Unabhängigkeit und erleichtert Ihnen den Weg in einen normalen Alltag und ein normales Familienleben erheblich.

Diese gewonnene Unabhängigkeit legt allerdings auch ein hohes Stück an Eigenverantwortung in Ihre Hände als Eltern und später der Jugendlichen. Diagnostische und therapeutische Entscheidungen, die sofort gefällt werden müssen, werden zumindest in Teilen an Sie übertragen. Unabdingbare Voraussetzung für die Heimselbstbehandlung ist deshalb eine ausführliche Schulung.

Intensive Schulung: alles, was Sie wissen müssen

Voraussetzung für die Heimselbstbehandlung mit dem VWF/Faktor-VIII-Konzentrat ist eine intensive Schulung. Solche Schulungen werden von den Behandlungszentren angeboten, aber auch von Patientenorganisationen und Selbsthilfegruppen, die inzwischen über die gesamte Bundesrepublik verteilt sind. Die Schulung gliedert sich in einen theoretischen und einen praktischen Teil. Außerdem lohnt sich die Heimselbstbehandlung nur, wenn Sie sich selbst oder Ihr Kind regelmäßig und häufig spritzen müssen, denn nur dann werden Sie auch in Übung bleiben.

In der Theorie lernen Sie zunächst alles Wissenswerte über das Krankheitsbild des von-Willebrand-Syndroms und des-

HINWEIS

Vorteile der Heimselbstbehandlung

Die Heimselbstbehandlung bei Blutgerinnungsstörungen wie Hämophilie oder VWS ist in Deutschland längst Realität und eine Selbstverständlichkeit für Patienten, die langfristig mit Faktorkonzentraten behandelt werden. Zu Recht. Denn die Vorteile liegen klar auf der Hand:

- Faktorpräparat kann bei einer Blutung unmittelbar gegeben werden.
- Schwere Blutungen, etwa Gehirn- oder Gelenkblutungen, werden verhindert.
- Die Fehlzeiten in der Schule und im Beruf werden kürzer.
- Krankenhausaufenthalte werden seltener.
- Die Mobilität der Patienten steigt.
- Das psychische und körperliche Befinden steigt.

sen Therapie. Im Mittelpunkt stehen alle Fragen rund um die Substitutionstherapie. Dazu gehört beispielsweise auch, welche Faktormengen bei welchen Blutungen verabreicht werden müssen.

In der Praxis werden Sie zunächst mit dem Auflösen des Gerinnungsfaktors vertraut gemacht. Da er in Pulverform vorliegt, muss er zunächst in einem Lösungsmittel gelöst werden, damit er gespritzt werden kann (siehe Seite 49). Dann lernen Sie, das zubereitete Faktorpräparat in Ihre Vene bzw. die Vene Ihres Kindes zu spritzen. Anfangs verabreichen Sie das Konzentrat unter Aufsicht. Wenn Sie sich sicher fühlen, kommt der große Sprung und Sie führen die Heimselbstbehandlung zu Hause durch.

Für die Dauerprophylaxe erhalten Sie einen genauen Behandlungsplan für sich oder Ihr Kind. In jedem Fall ist es sinnvoll, dass nicht nur die Mutter, sondern auch der Vater, ältere Geschwister oder sogar die Großeltern in der Lage sind, den Faktor zu verabreichen. Das erhöht die Sicherheit, und die Verantwortung verteilt sich auf mehreren Schultern. Ist Ihr Kind alt genug (s. u.), wird es ebenfalls geschult, damit es sich das Faktorkonzentrat selbst spritzen kann.

Sie können sich nicht vorstellen, Ihrem Kind den Gerinnungsfaktor zu spritzen? Keine Bange. Durch die Schulung werden Sie die Sicherheit bekommen, die Sie benötigen. Das Auflösen und Verabreichen des Konzentrats wird Ihnen in Fleisch und Blut übergehen und zum Alltag gehören wie das tägliche Zähneputzen. Die Kinder akzeptieren es meist problemlos, wenn die Eltern die Faktorgabe übernehmen. Nicht zuletzt bedeutet das ja auch für den Kleinen mehr Zeit und keine nervigen Wartezeiten mehr beim Kinderarzt.

HINWEIS

Spritzen: auch für Diabetiker ein Muss

Patienten mit Gerinnungsstörung sind nicht die einzige Patientengruppe, die ihr Medikament spritzen muss. Auch Menschen mit einer angeborenen Zuckerkrankheit, einem Typ-1-Diabetes, müssen sich regelmäßig spritzen. Ihre Bauchspeicheldrüse produziert kein oder zu wenig Insulin, ein Hormon, das den Zuckerstoffwechsel reguliert. Während der Gerinnungsfaktor in die Vene gespritzt werden muss, spritzen Typ-1-Diabetiker sich Insulin unter die Haut. Allerdings müssen sie mehrere Male täglich zustechen und regelmäßig ihren Blutzucker kontrollieren. Auch sie werden von klein auf mit ihren Eltern intensiv geschult. Falsche Insulinmengen können schwere Unterzuckerungen oder Überzuckerungen hervorrufen.

Beginn der Heimselbstbehandlung: eine Frage des Alters

Die Dauerprophylaxe beginnt bei dem schweren VWS möglicherweise schon zwischen dem ersten und zweiten Lebensjahr. Solange Ihr Kind so klein ist, ist es aber oft schwierig, die winzigen Venen zu finden, um den Faktor zu spritzen. Vor dem dritten Lebensjahr ist deshalb eine Heimselbstbehandlung oft nicht möglich. Wann genau damit begonnen wird, muss im Einzelfall entschieden werden, denn die Größe der Venen variiert von Kind zu Kind. Und auch Sie als Eltern müssen sich sicher fühlen und sich zutrauen, den Faktor selbst zu spritzen. Bei extrem schlechter Venensituation und notwendiger regelmäßiger und häufiger Substitution kann ein Port (siehe Seite 72) von Vorteil sein.

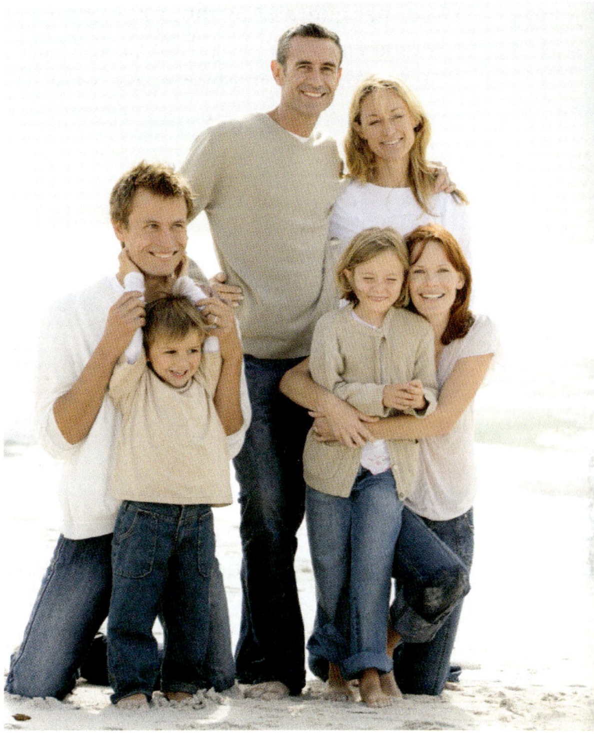

Zwischen dem vierten und zehnten Lebensjahr übernehmen meist Sie als Eltern die Gabe des Faktorkonzentrats. Bis Ihre Tochter oder Ihr Sohn in der Lage sind, sich selbst zu spritzen. Manchen gelingt dies bereits mit dem neunten Lebensjahr, anderen erst mit dem elften. Diese Entscheidung sollte Ihrem Kind überlassen werden, das damit ja auch viel Eigenverantwortung übernimmt. Mit der Selbstinjektion setzen sich die meisten Jugendlichen dann auch intensiver mit ihrer Krankheit auseinander. Die Akzeptanz für die Erkrankung kann dadurch steigen.

Blutung immer sofort behandeln!

Nicht immer, wenn es blutet, muss sofort mit Faktor behandelt werden. Bei Schürfwunden und kleinen Hämatomen oder auch bei Nasenbluten kann oft darauf verzichtet werden (siehe Seite 55). Bei den meisten Blutungen von Typ-3-VWS-Patienten ist aber eine Substitutionstherapie unverzichtbar. Dann ist es am besten, frühzeitig zum Faktorkonzentrat zu greifen. Bei schwereren Blutungen sollte dennoch immer Kontakt mit dem Behandlungszentrum aufgenommen werden. Das gilt vor allem bei schweren Blutungen der Mundschleimhaut (Gefahr des Erstickens!), Gelenkblutungen, Muskelblutungen, die zu Druckbelastungen der umliegenden Gewebe führen sowie immer bei Verdacht auf eine Hirnblutung, also bereits bei einem Sturz oder einem Schlag auf den Kopf. Auch bei Blutungen, die nicht zum Stillstand kommen oder schwere Schwellungen verursachen, sollten Sie den Kontakt suchen. Manchmal ist auch ein Arztbesuch in Ihrem Behandlungszentrum notwendig.

HINWEIS

Auch wenn Sie als VWS-Patient, mit der Heimselbstbehandlung bestens vertraut sind, sollten Sie den Kontakt zum Hämophiliezentrum nicht vernachlässigen.

Der Port: für Kleinkinder mit schlechten Venen

Bei den meisten Babys und Kleinkindern kann das Faktorkonzentrat ohne größere Probleme direkt in die Vene gespritzt werden. Bei einigen wenigen aber können die regelmäßigen Injektionen gerade bei der Dauerprophylaxe zum Problem werden. Ein Stress für Kind, Eltern und Ärzte gleichermaßen. Ein vorübergehend eingesetzter dauerhafter Venenzugang (Port) kann dann Abhilfe schaffen. Es handelt sich dabei um ein kleines Döschen mit eine speziellen Membran, die bis zu 1000-mal durchstochen werden kann. Dieser Port wird unter kurzer Narkose direkt unter die Brusthaut implantiert und mit den Venen verbunden. Die Eltern müssen dann nicht mehr in eine Vene stechen. Sie spritzen den Faktor einfach durch die Haut in die Membran. Ein Port kann über mehrere Jahre genutzt werden. Die Entscheidung zu einem Port muss sehr sorgfältig getroffen werden, da eine Reihe an Komplikationen möglich ist. Bei Von-Willebrand-Patienten wird er nur selten eingesetzt.

Umgang mit Gerinnungsfaktoren

Genau so wichtig wie das richtige Spritzen des Faktors in die Vene ist der richtige Umgang mit dem Faktorpräparat. Denn Gerinnungsfaktoren sind empfindliche Eiweißstoffe, die vorsichtig behandelt werden müssen. Hier die wichtigsten Tipps:

- Faktorpräparate müssen in der Regel im Kühlschrank zwischen 2 und 8 Grad Celsius gelagert werden. Über einen begrenzten Zeitraum lassen sie sich bei Raumtemperatur aufbewahren. Die Temperatur sollte jedoch 25 Grad Celsius nicht überschreiten. Generell müssen die Anweisungen im Beipackzettel beachtet werden.
- Faktorpräparate müssen im Karton gelagert werden, damit das Medikament vor Licht geschützt ist.
- Der Faktor liegt als Pulver vor. Vor der Injektion muss er in dem beilie-

HINWEIS

So spritzen Sie richtig

Medikamente, die gespritzt werden, werden entweder unter die Haut – subkutan – in den Muskel – intramuskulär – oder in die Vene – intravenös – injiziert. Selten wird die Spritze direkt in den Rückenmarkkanal gesetzt, beispielsweise bei einer Periduralanästhesie (PDA) während der Geburt. Das VWF/Faktor-VIII-Konzentrat muss in die Vene gespritzt werden. Bei der Schulung zur Heimselbstbehandlung werden Sie alle Informationen über das Spritzen des Faktorpräparats erhalten und häufig üben. Hier noch einige Tipps:

- Faktor wird meist in die Venen des Handrückens, des Unterarms oder der Ellenbeuge gespritzt, bei Säuglingen und Kleinkindern auch in Venen am Kopf oder an den Füßchen. Meist finden sich mit der Zeit Venen, in die sich besonders gut spritzen lässt. Venen lassen sich manchmal auch durch warmes Wasser oder sanftes Klopfen »hervorlocken«.
- Verwenden Sie dünne Nadeln; Nadelgröße 22 oder 23 ist ideal. In der Regel sind die Nadeln dem Faktorpräparat beigefügt.
- Zur Stabilisierung des Arms kann bei Erwachsenen ein Armpolster verwendet werden.
- Reinigen Sie die Haut mit einem Desinfektionsmittel, bevor Sie stechen.
- Setzen Sie die Spritze etwa in einem 30-Grad-Winkel an.
- Spritzen Sie langsam. Das schont die Venenwände. Anhaltspunkt: 10 ml in 2 Minuten.
- Drücken Sie nach dem Spritzen fest auf die Einstichstelle (5 Minuten!), bis die Blutung aufgehört hat.
- Verwenden Sie keine entzündeten Venen.
- Sollte Ihr Kind über Schmerzen beim Spritzen klagen, besteht die Möglichkeit, mit einer anästhesierenden Creme die Einstichstelle zeitweilig zu betäuben. Zwischen dem Eincremen und der Faktorgabe muss eine Einwirkzeit von 60 Minuten eingehalten werden. Besprechen Sie dies mit Ihrem Arzt.
- Pflegen Sie die Venen und die darüber liegende Haut mit einer Creme.

Suchen Sie den richtigen Zeitpunkt im Tagesablauf für sich und Ihr Kind. Ihr Kind sollte möglichst entspannt sein. Ideal ist es, bevor Ihr Kind in den Kindergarten oder in die Schule geht. Zwischen Hausaufgaben und Schwimmbad ist ein eher ungünstiger Moment.

genden Lösungsmittel gelöst werden. Leitungswasser darf nicht verwendet werden! Dieses Lösen des gefriergetrockneten Faktors wird als Rekonstitution bezeichnet.

- Die gebrauchsfertige Lösung darf nicht mehr gelagert werden. Nicht verwendeter Faktor muss verworfen werden.

- Alle anderen Hilfsmittel für die Injektion wie Kanülen, Überleitungsgeräte und Alkoholtupfer können im Hausmüll entsorgt werden. Sie müssen allerdings so gut verpackt werden, dass sich niemand daran verletzen kann.
- Faktorpräparate sind verschreibungspflichtig. Sie benötigen dafür ein Rezept. Sorgen Sie dafür, dass immer eine ausreichende Menge an Faktor vorrätig ist, insbesondere an Wochenenden und über Feiertage.
- Faktorpräparate sind von Gesetzes wegen dokumentationspflichtig. Das heißt: Sie müssen lückenlos notieren, welche Mengen an Gerinnungsfaktor Sie wann und aus welchem Grund gespritzt haben. Auch die Chargennummer, die sich auf jeder Packung befindet, muss dokumentiert werden. Das ist wichtig, damit der Arzt später prüfen kann, welches Faktorpräparat in welcher Dosierung und aus welchem Anlass injiziert wurde. Um Ihnen die Aufgabe zu erleichtern, werden Dokumentationskalender angeboten (siehe Abbildung), in die Sie die notwendigen Daten eintragen können. Diese Behandlungsprotokolle sollten Sie zu jeder Hämophiliesprechstunde mitbringen.
- Faktorpräparate sind teuer. Um so wichtiger ist ein verantwortungsvoller Umgang. Das bedeutet, sie immer bei Bedarf in der notwendigen Dosis einzusetzen. Faktor aus Kostengründen möglichst selten und ungenügend dosiert zu verwenden, wäre am falschen Ende gespart, denn dann sind Komplikationen vorprogrammiert, deren Behandlung häufig erst recht teuer ist.

Bitte beachten Sie bei der Anwendung die Hinweise in dem entsprechenden Beipackzettel.

Richtig impfen

Babys sollten geimpft werden. Das gilt für Kinder mit einem von-Willebrand-Syndrom ebenso wie für gesunde Kinder. Denn Impfungen schützen vor Infektionskrankheiten, die schwere Langzeitschäden nach sich ziehen können. Dass Kinderlähmung, Diphtherie und Mumps hierzulande inzwischen eine Seltenheit sind, ist allein der Impfung zu verdanken. Auch Erwachsene sollten im Übrigen daran denken, notwendige Auffrischimpfungen durchführen zu lassen.

Orientierung an den STIKO-Empfehlungen

Gegen welche Krankheiten und wie genau geimpft werden soll, empfiehlt in Deutschland die Ständige Impfkommission (STIKO), die am Robert Koch-

September 2009

Name des Präparates

Körpergewicht: kg

	Einheiten (I.E.)	Chargennummer	Therapie					Ort der Blutung							Uhrzeit	Bemerkungen
			Prophylaxe	Blutung	Operation	Wirksamk.	Schweregrad	Sprung-gelenk		Knie		Ellen-bogen		Andere		
								re	li	re	li	re	li			
1. Di																
2. Mi																
3. Do																
4. Fr																
5. Sa																
6. So																
7. Mo																
8. Di																
9. Mi																
10. Do																
11. Fr																
12. Sa																
13. So																
14. Mo																
15. Di																
16. Mi																
17. Do																
18. Fr																
19. Sa																
20. So																
21. Mo																
22. Di																
23. Mi																
24. Do																
25. Fr																
26. Sa																
27. So																
28. Mo																
29. Di																
30. Mi																

HINWEIS

Unter die Haut

Impfstoffe werden üblicherweise in den Muskel (intramuskulär, i.m.) gespritzt. Bei Patienten mit einer Blutgerinnungsstörung müssen Impfstoffe dagegen unter die Haut (subkutan, s.c.) gespritzt werden. Andernfalls besteht die Gefahr von Muskelblutungen. Nicht jedem Kinderarzt ist das bekannt. Informieren Sie ihn deshalb vor der ersten Impfung! Die Wirksamkeit des Impfstoffs wird durch die Impfung unter die Haut nicht beeinträchtigt. Es können lediglich kleine, manchmal schemenhafte Knötchen auftreten, die aber wieder verschwinden.

Institut angesiedelt ist. An ihren einmal jährlich veröffentlichten offiziellen Empfehlungen orientieren sich die meisten Kinderärzte. Auch Kinder mit angeborenen Blutgerinnungsstörungen sollten unbedingt nach dem empfohlenen Schema geimpft werden. Einziger Unterschied zu gesunden Kindern: Der Impfstoff darf nicht in den Muskel, sondern muss unter die Haut gespritzt werden. Landet die Spritze im Muskel, können Muskelblutungen ausgelöst werden. Bei Kindern mit einem von-Willebrand-Syndrom, deren Krankheit zum Zeitpunkt der ersten Impfung noch nicht bekannt ist, kann eine Muskelblutung bei der ersten Impfung der erste Hinweis auf die Blutgerinnungsstörung sein. Sie lässt sich an einem blauen Fleck erkennen.

Damit eine Impfung sicheren Schutz vor der Infektionskrankheit gibt, muss gegen die Krankheit meist mehrmals geimpft werden. Drei Impfungen sind die Regel. Durch die Entwicklung von Kombinationsimpfstoffen kann heutzutage aber mit einem Pieks gegen bis zu sechs Krankheiten gleichzeitig geimpft werden. Das entlastet Ihr Baby und Sie als Eltern.

Die erste Impfung steht bei Säuglingen bereits im dritten Lebensmonat an, bis zum 15. Lebensmonat sind die meisten Impfungen bereits geschafft. Auffrischimpfungen sind dann nur noch im fünften und zwischen dem 11. und 18. Lebensjahr notwendig. Empfohlen werden derzeit:

- die Sechsfach-Impfung gegen Tetanus, Diphtherie, Keuchhusten (Pertussis), Kinderlähmung (Polio), Haemophilus B und, für Kinder mit Blutgerinnungsstörungen besonders wichtig, Hepatitis B
- die Dreifachimpfung gegen Masern, Mumps und Röteln
- seit 2004: die Impfung gegen Windpocken; seit kurzem steht ein Vierfachimpfstoff gegen Masern, Mumps, Röteln und Windpocken zur Verfügung

Zusätzlich empfehlenswert: ein Schutz gegen Hepatitis A. Eine Impfung steht für Kinder ab dem ersten Lebensjahr zur Verfügung.

Die Zähne pflegen

Schöne, gesunde Zähne sind für jeden erstrebenswert; für Kinder und Erwachsene mit einem von-Willebrand-Syndrom aber sind sie ein Muss. Denn werden die Zähne nicht gepflegt, entstehen Karies und Zahnfleischentzündungen (Parodontitis), die das Risiko einer gefährlichen Blutung der Mundschleimhaut erhöhen. Karies und Zahnfleischentzündung vorzubeugen, ist ganz einfach:

Zahngesunde Ernährung: Zucker ist Gift für die Zähne. Gewöhnen Sie Ihr Kind deshalb gar nicht erst an zuckersüße Lebensmittel. Besonders schädlich sind sie, wenn sie lange in Kontakt mit den Zähnen sind. Auf gezuckerte Kindertees, die noch immer das Milchzahngebiss vieler Kleinkinder zerstören, sollten Sie auf jeden Fall verzichten. Auch Säfte enthalten Zucker und Säure, die den Zahnschmelz angreifen. Ideales Getränk ist deshalb Wasser. Trinkt Ihr Kleines aber nur Saft, sollte es möglichst frühzeitig aus dem Becher trinken. Dann ist der Kontakt zwischen Zähnen und Zucker viel kürzer. Später sind Karotten und Äpfel Schokolade und Bonbons vorzuziehen. Für was Süßes zwischendurch gibt es inzwischen ein großes Angebot zuckerfreier Süßwaren, die mit dem »Zahnmännchen« gekennzeichnet sind.

Zähne putzen: Sobald sich das erste Milchzähnchen zeigt, sollte regelmäßiges Zähneputzen in den Tagesablauf integriert werden. Denn die Milchzähne sind Platzhalter für die bleibenden Zähne und dürfen nicht vernachlässigt werden. Anfangs können Sie ein Wattestäbchen benutzen. Sind mehr Zähnchen da, verwenden Sie am besten eine weiche, altersgerechte Kinderzahnbürste. Das Kind sollte daran gewöhnt werden, morgens nach dem Frühstück und abends vor dem Zubettgehen die Zähne zu putzen. Auch Sie als Erwachsener sollten regelmäßig mit einer weichen Zahnbürste putzen, um das Zahnfleisch nicht zu verletzen. Außerdem empfiehlt sich schon früh die Verwendung von Zahnseide, um die Zahnzwischenräume zu reinigen. Dort bleiben Speisereste besonders leicht haften und können Karies und Entzündungen hervorrufen.

Fluoridierung: Fluorid macht die Zähne stark. In den ersten Monaten erhalten die meisten Babys in Deutschland eine Kombination aus Vitamin D und Fluorid zur Stärkung von Knochen und

Zähnen. Auch die Kinderzahnpasta, die Ihr Kind verwendet, sollte eine dem Alter angepasste Dosis Fluorid enthalten. Bei manchen Kindern empfiehlt es sich, »Risikozähne« mit einem Fluorlack zu überziehen. Meist sind es die vorderen Backenzähne, die für Karies besonders anfällig sind. Auch für Erwachsene bietet sich eine fluoridhaltige Zahnpasta an, eventuell auch eine einmalwöchentliche Fluoridierung. Zusätzlich können Sie durch die Verwendung von fluoridiertem Kochsalz eine ausreichende Zufuhr sicherstellen.

Zahnarztbesuch: Als Erwachsener sollten Sie alle sechs Monate zum Zahnarzt gehen, auch wenn Sie keine Beschwerden haben. Wichtig: Der Zahnarzt muss wissen, dass Sie an einem von-Willebrand-Syndrom leiden. Nur so kann er das Risiko von Behandlungen einschätzen und vorbeugende Maßnahmen durchführen! Auch für Kinder empfiehlt sich mit dem Durchbruch der Zähnchen der regelmäßige Besuch beim Zahnarzt. Er kann feststellen, ob die Zähne richtig kommen und ob der Zahnwechsel normal abläuft. Er kann gefährdete Milchzähne durch eine Versiegelung schützen. Und er kann Ihrem Kind auch zeigen, wie es seine Zähne richtig putzt, wenn es hier Probleme gibt.

Professionelle Zahnreinigung: Als Erwachsener sollten Sie Ihren Zähnen, je nach Bedarf, ein- bis zweimal jährlich eine professionelle Zahnreinigung »gönnen«. Zahnstein wird komplett entfernt, die Zahnzwischenräume und auch die Zahntaschen, in denen sich Keime ansiedeln können, werden intensiv gereinigt.

Übrigens: Der Zahnarzt ist oft der Erste, der eine Blutgerinnungsstörung feststellt.

HINWEIS

Vor zahnmedizinischen Eingriffen das Behandlungszentrum kontaktieren

Werden zahnärztliche Eingriffe notwendig, etwa die Behandlung einer Karies, die Sanierung des Zahnfleisches oder eine kieferorthopädische Regulierung, muss der Zahnarzt unbedingt mit dem Behandlungszentrum Rücksprache halten. Nur gemeinsam können die Ärzte das Blutungsrisiko abschätzen und über die prophylaktische Substitution von Faktor entscheiden. Muss ein Zahn gezogen werden, muss zusätzlich zu den örtlichen blutstillenden Maßnahmen bei schwerem von-Willebrand-Syndrom immer Faktor gegeben werden.

Gelenke entlasten

Manchmal sind es die kleinen Dinge, die das Leben für Sie als VWS-Patient leichter machen. Nach schweren Gelenkblutungen können beispielsweise Schienen die geschädigten Gelenke erst einmal entlasten. Gerade bei häufigen Problemen am Sprunggelenk wirken sie stabilisierend. Auch mit speziellen Schuhen lassen sich Sprunggelenke schützen. Einlagen aus Gel- oder Luftpolstern können Schritte abfedern und so Knie- und Sprunggelenke schonen. Ein orthopädischer Schuhmacher kann weiterhelfen und Sie über die Möglichkeiten informieren. Grundsätzlich sollten solche unterstützenden Maßnahmen immer nur vorübergehend und nicht zu lange getragen werden, um den Muskel nicht zu schwächen.

Auf Reisen

Der Urlaub steht vor der Tür. Mit Gerinnungsfaktor im Gepäck ist dies heutzutage kein Problem mehr. Dennoch: Für Ihre Familie mit einem Familienmitglied, das unter einem von-Willebrand-Syndrom leidet, bedeutet Urlaub eine sorgfältige Planung. Und die beginnt schon mit der Wahl des Reiseziels.

Wohin soll die Reise gehen?

An die Nordsee, nach Chile oder doch in die Türkei? Grundsätzlich können VWS-Patienten überall Ferien machen. Es ist allerdings sinnvoll, dass gerade bei schwerer Blutungssymptomatik im Notfall schnell medizinische Hilfe möglich ist. Belastende klimatische Bedingungen und unhygienische Verhältnisse können die Urlaubslaune außerdem verderben. Das gilt insbesondere bei Urlaub mit einem Kind. Mit einer fünfjährigen VWS-Patientin einen Überlebenstrip in Venezuela zu planen, ist sicher keine gute Idee. Auch abgelegene Inselchen, so idyllisch sie auch sein mögen, sind keine idealen Ferienziele. Benötigen Sie dauerhaft oder bei Bedarf ein Faktorpräparat, ist es besser, sich bei Auslandsreisen für ein Land zu entscheiden, das eine dem deutschen Standard entsprechende Substitutionsbehandlung gewährleistet. Dies ist in Westeuropa, Kanada, USA, Australien und Neuseeland sicher der Fall. Eine Liste der Behandlungszentren weltweit können Sie über Ihr Behandlungszentrum, die Deutsche Hämophilie-Gesellschaft oder die Interessengemeinschaft Hämophiler anfordern. Auch auf der Internetseite der World Federation of Hemophilia (www.wfh.org) werden Sie fündig. Liegt das nächstgelegene Behandlungszentrum von Ihrem Ferienziel weiter entfernt und sind Sie ohne Auto unterwegs, informieren Sie sich rechtzeitig über Taxi-, Bus- oder Bahnverbindungen. In der Notfallsituation verschwenden Sie sonst nur wertvolle Zeit. Wer auf Nummer sicher gehen will, kann sich bereits vor der Reise mit dem Zentrum an seinem Urlaubsort in Verbindung setzen. Und noch ein Tipp: Tauschen Sie sich mit anderen VWS-Patienten oder Hämophilien aus, die bereits in Ländern waren, die Sie gerne bereisen möchten. Das bringt Ihnen nicht nur den Geheimtipp für die beste Eisdiele, sondern auch wertvolle Informationen über die medizinische Versorgung vor Ort. Selbsthilfegruppen bieten gute Möglichkeiten, Gleichgesinnte oder Betroffene kennen zu lernen.

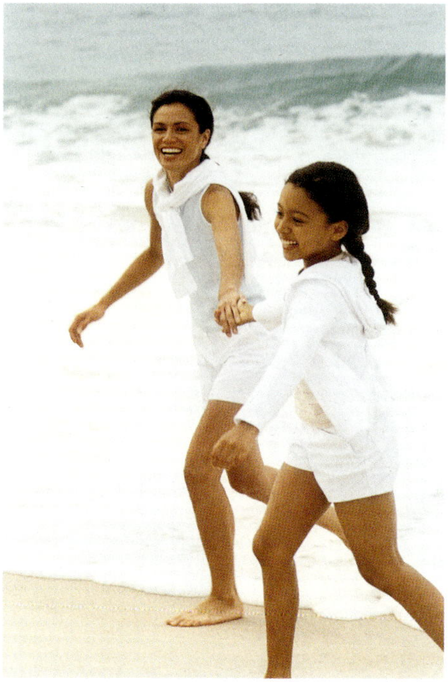

Faktorkonzentrat im Gepäck

Wenn Sie in den Urlaub fahren, sollten Sie die Medikamente, die Sie benötigen, in ausreichender Menge bei sich haben. Das gilt für Desmopressin und Tranexamsäure ebenso wie für ein eventuell benötigtes Faktorkonzentrat. Am besten, Sie besprechen das mit Ihrem Arzt. Achten Sie bei Ihrem Faktorkonzentrat auf das Haltbarkeitsdatum und denken Sie auch daran, dass das Präparat kühl gelagert werden sollte. Haben Sie noch keine Kühlboxen: Ihr Behandlungszentrum, die IGH/DHG bietet Ihnen gegen Schutzgebühr verschiedene Kühlmöglichkeiten an, etwa Kühlgürteltaschen oder Kühlrucksäcke. Für den Transport im Auto sind Kühlboxen geeignet, die Sie über den Zigarettenanzünder mit Strom versorgen können. Vor Ort sollten Sie die Möglichkeit haben, das Faktorpräparat in einem hygienisch einwandfreien Kühlschrank zu lagern.

Für die Mitnahme von Faktorpräparaten ins Ausland benötigen Sie eine von Ihrem Arzt unterschriebene Zollbescheinigung. Darin wird bestätigt, dass Sie diese Reise nicht ohne Versorgung mit Faktorkonzentraten antreten können und auf die Mitnahme ausreichender Mengen angewiesen sind. Zudem ist eine ärztliche Bescheinigung zur Vorlage bei Behörden sinnvoll. Steigen Sie in das Flugzeug, muss der Arzt eine gesonderte Bescheinigung für Flugreisen ausstellen. Sie bestätigt nicht nur, dass Sie das Faktorpräparat benötigen und mit sich führen müssen, sondern auch, dass Sie Ihr Faktorpräparat mit an Bord nehmen müssen, um im Notfall versorgt werden zu können. Am besten nehmen Sie die gesamte Menge mit an Bord. Falls Ihr Koffer am Urlaubsort nicht ankommt, haben Sie Ihr Medikament dann trotzdem dabei! Die Mitnahme von Spritzen an Bord kann ebenfalls zum Problem werden. Wenn Sie auf Nummer sicher gehen wollen, nehmen Sie vor der Reise Kontakt mit der Fluggesellschaft auf. Die Formulare für beide Bescheinigungen können Sie von der Homepage von IGH/DHG (www.dhg.de; www.igh.info) oder unter www.info-von-willebrand.de herunterladen.

Was immer passieren kann: Ihr Reisegepäck, und damit Ihr Faktorpräparat, kommt am Urlaubsort gar nicht erst an oder mit tagelanger Verzögerung. Sie lassen Ihren Rucksack stehen oder Sie haben die benötigte Menge unterschätzt und zu wenig eingepackt. Dann ist es grundsätzlich möglich, dass Sie sich von Ihrem Behandlungszentrum Faktor zuschicken lassen. Doch das kann mehrere Tage dauern und ist mit einem hohen Kostenaufwand verbunden. Besser ist es, sich bei dem Hämophiliezentrum im Reiseland vorab über die Verfügbarkeit und die Kosten für Gerinnungspräparate zu informieren und sich bei der eigenen Krankenkasse über eine mögliche Kostenübernahme im Ausland zu erkundigen. Lassen Sie sich Vereinbarungen möglichst schriftlich geben. Sinnvoll ist es zudem, sich über die Therapiemöglichkeiten und die Qualität der Gerinnungspräparate in Ihrem Reiseland einen Überblick zu verschaffen. Nicht überall stehen qualitativ hochwertige Gerinnungspräparate zur Verfügung! Das gilt insbesondere für osteuropäische Länder.

Unterwegs ungestört spritzen

Falls Sie sich oder Ihrem Kind während der Fahrt in den Urlaub Faktorkonzentrat spritzen müssen, suchen Sie sich einen ruhigen, hygienischen Ort, damit Sie die Selbstbehandlung ungestört durchführen können. Sind Sie mit dem Auto unterwegs, suchen Sie am besten eine Raststätte auf und fragen dort nach einem ruhigen Bereich. Auch in der Bahn oder im Flugzeug sollten Sie sich beim Personal erkundigen, wo Sie ungestört spritzen können. In der Bahn können Sie »Mutter-Kind-Abteile« buchen, in denen Sie ungestört sind. Wenn Sie eine Busreise planen, sagen Sie dem Busfahrer Bescheid, dass er bei Bedarf eine Raststätte anfährt.

Die Reisedokumente

Wenn Sie auf Reisen gehen, sollten Sie folgende Reisedokumente dabei haben. Personalausweis oder Reisepass, je nach Reiseland

- Notfallausweis
- Impfausweis
- Zollbescheinigung
- ärztliche Bescheinigung (für Flugreisen)
- Krankenversicherungs-Chipkarte
- Europäische Reiseversicherungskarte

HINWEIS

Vorsicht bei Auslands-Reisekrankenversicherung. Die Vereinbarungen gelten bei einem von-Willebrand-Syndrom oft nicht.

Impfungen

Reisen sind immer ein guter Anlass, seinen Impfstatus wieder einmal überprüfen zu lassen. Achten Sie auf einen ausreichenden Impfschutz. Kinder mit VWS sollten ohnehin entsprechend den Empfehlungen der Ständigen Impfkommission (STIKO) geimpft sein (siehe Seite 74). Für Erwachsene ist ein wirksamer Schutz zumindest gegen Tetanus (Wundstarrkrampf) und Diphtherie dringend zu empfehlen. Denken Sie beim Blick in Ihren Impfpass daran, dass diese Impfungen in regelmäßigen Abständen aufgefrischt werden müssen. Bei Reisen ins Ausland empfiehlt sich zudem generell ein Impfschutz gegen Hepatitis A und B, der für Patienten mit VWS oder Hämophilie aber ohnehin eine Selbstverständlichkeit sein sollte. Außerdem sollten neben eventuellen Pflichtimpfungen die für das jeweilige Land empfohlenen Impfungen durchgeführt werden. Informationen gibt das Robert Koch-Institut (www.rki.de).

Der Medikamentenkoffer

Stellen Sie Ihren Medikamentenkoffer sorgfältig zusammen, wenn Sie auf Reisen gehen. Lassen Sie sich dabei von Arzt oder Apotheker beraten.

- Desmopressin, Tranexamsäure nach Bedarf
- Kühlbox mit ausreichender Menge an Faktorpräparat bei Bedarf
- Für den Notfall bei Blutungen
  - Wundschnellverband
  - Rollenpflaster
  - Desinfektionsmittel
  - Tupfer bei Bedarf
  - Ersatz-Butterflys und normale Kanülen bei Bedarf
  - Staubinde bei Bedarf
- Reiseapotheke
  - elastische Binde
  - Fieberthermometer
  - sterile Einmalspritzen und Kanülen bei Bedarf
  - Pflaster und Mittel für die Wundversorgung
  - Sonnenschutzmittel und Mittel gegen Sonnenbrand
  - Mittel zum Abwehr gegen Insekten

- Medikamente für die Behandlung von:
  - Durchfall und Elektrolytmangel
  - Übelkeit und Reisekrankheit
  - Schmerzen (siehe Seite 53)
  - Erkältungskrankheiten

Wenn Kinder alleine verreisen wollen

»Dieses Jahr fahr' ich nicht mit euch in Urlaub. Ich will lieber mit Freunden verreisen.« Diese Ansage lässt alle Eltern erst einmal schlucken. Sie als Eltern eines Kindes mit einem von-Willebrand-Syndrom schlucken sicher doppelt. Dabei ist es für eine gesunde Entwicklung Ihres Kindes wichtig, in die Selbständigkeit entlassen zu werden. Auch und gerade für ein Kind mit VWS, auch bei einer schweren Verlaufsform. Wollen Sie Ihre 14jährige Tochter, verständlicherweise, nicht allein losziehen lassen, bieten sich Feriencamps an, die von verschiedenen Selbsthilfeorganisationen angeboten werden. Das Angebot ist groß und vielfältig. Dort können Sie sicher sein, dass Ihr Kind immer die notwendige medizinische Unterstützung erhält, die es gerade benötigt. Auch der Erfahrungsaustausch unter Gleichaltrigen kann nützen und die Kinder erkennen lassen »Ich bin mit meiner Krankheit nicht allein«. Es kann aber durchaus sein, dass Ihr Kind gerade nicht mit anderen kranken Kindern verreisen möchte, sondern als ganz normales Kind mit seinen »gesunden« Freunden, etwa mit dem Schwimmverein oder der Jugendgruppe auf Tour gehen will. Auch das ist verständlich und

HINWEIS

Checkliste für den Urlaub

- Behandlungszentrum am Reiseziel ausfindig machen und Kontakt aufnehmen
- Faktorpräparat in ausreichender Menge erwerben und für Kühlmöglichkeit sorgen
- Zollbescheinigung und ärztliche Bescheinigung beim Behandlungszentrum ausstellen lassen
- bei Flugreisen: ärztliche Bescheinigung für Flugreisen ausstellen lassen; Kontakt mit der Fluggesellschaft aufnehmen
- Gültigkeit von Reisepass bzw. Personalausweis prüfen
- Impfstatus prüfen und notwendige Impfungen durchführen lassen
- Medikamentenkoffer zusammenstellen
- Notfallausweis eventuell aktualisieren
- Übernahme der Kosten für Behandlung und Faktor bei Notfall im Ausland mit der Krankenkasse klären
- eventuell private Auslandsversicherung abschließen
- Rückholtransport abklären

ab dem Zeitpunkt möglich, an dem der Jugendliche die Selbstbehandlung verlässlich durchführen und Risiken realistisch einschätzen kann. Informieren Sie aber die begleitenden Betreuungspersonen und versorgen Sie sie mit den notwendigen Notfallnummern für den Ernstfall. Ideal ist es, wenn eine Betreuungsperson in der Lage wäre, im akuten Notfall Faktorkonzentrat zuzubereiten und zu spritzen.

Fit bleiben mit Sport

Kinder lieben es, sich zu bewegen. Schon die Kleinsten sind ständig aktiv. Und viele von ihnen greifen zum Ball, gehen in den Tanzunterricht oder werden zu kleinen Wasserratten – zum Glück. Denn Sport ist, von extremem Leistungssport einmal abgesehen, gesund für Körper und Seele. Das gilt auch für Kinder und Erwachsene mit einer Blutgerinnungsstörung. Denn Sport stärkt die Muskulatur und fördert die körperliche Koordinationsfähigkeit. Eine gut entwickelte, starke und gesunde Muskulatur, gepaart mit guter motorischer Koordination, stabilisiert und schützt auch die Gelenke. Wer motorisch gut drauf ist, senkt auch sein Verletzungsrisiko. Mit einer angemessenen körperlichen Bewegung kann deshalb auch schweren Blutungen vorgebeugt werden.

Und noch ein psychosozialer Aspekt kommt hinzu: Die Teilnahme an sportlichen Aktivitäten fördert die Integration und gibt Selbstbewusstsein. Ausgeschlossen sein ist für alle Kinder dagegen nur schwer zu ertragen. Halten Sie Ihr Kind deshalb nicht aus übertriebener Vorsicht von körperlicher Aktivität ab. Lassen Sie auch die Einjährige auf das Bobby Car, den Dreijährigen aufs Dreirad oder Laufrad und die Fünfjährige aufs Fahrrad. Und unterstützen Sie Ihr Kind in seinen sportlichen Ambitionen. Dabei sollten Sie jedoch auf verschiedene Dinge achten:

- Die Gerinnungsstörung muss gut kontrolliert sein, die Blutgerinnung in einem weitestgehend blutungssicheren Bereich liegen; dies gelingt bei schweren VWS-Verlaufsformen am besten unter einer Dauerprophylaxe.
- Die sportliche Belastung muss dem Alter, dem Schweregrad des VWS, möglichen Gelenkschäden und der Leistungsfähigkeit angepasst sein.
- Die Sportart sollte gelenkschonend sein und ein geringes Verletzungsrisiko haben.
- Ob Leistungssport möglich ist, hängt von Blutungsneigung ab und muss individuell entschieden werden. Bei schweren Verlaufsformen ist er nicht geeignet.

- Notwendige Schutzmaßnahmen, etwa ein Fahrradhelm, sollten konsequent ergriffen werden.

Geeignet oder nicht geeignet: ein Überblick über die wichtigsten Sportarten

Diese Bewertungen gelten bei einer schweren Blutungssymptomatik! Bei leichten Verläufen sind viele Sportarten möglich, auch ein für Kinder so wichtiger Mannschaftssport. Sprechen Sie mit Ihrem Arzt!

Ohne Einschränkungen geeignet

Schwimmen und Tauchen sind die idealen Sportarten. Im Wasser werden Muskeln und Gelenke entlastet, die Körpermuskulatur gekräftigt. Gehen Sie mit Ihrem Kind schon früh ins Schwimmbad. Vielleicht entwickelt es sich zu einer kleinen Wasserratte. **Rudern, Kajak- oder Kanufahren** können bei intakten Gelenken die Muskulatur stärken. Keine Wildwasserfahrten! Auch mit **Surfbrett oder Segelboot** dürfen VWS-Patienten aufs Wasser. Wer mit dem kühlen Nass nicht so viel anfangen kann: **Joggen, Nordic Walking und Wandern** bieten hervorragende Möglichkeiten für ein gemäßigtes Ausdauertraining. **Radfahren** stärkt vor allem die Wadenmuskulatur. Pferdeliebhaber dürfen **voltigieren** oder auch reiten. **Springen** sollte allerdings vermieden werden. Wenige Möglichkeiten haben Kinder, die gerne mit einem Ball spielen. Hier bleibt nur **Tischtennis** oder vielleicht in späterem Alter **Golf**. Im Winter bietet sich **gemäßigter Skilanglauf** an. Auch **Schlittschuhlaufen** wird akzeptiert, wenn auf Sprünge verzichtet wird. Für alle, die neben der Bewegung vor allem Geselligkeit möchten: **Kegeln und Bowling, aber auch Boccia** sind kein Problem.

> **WICHTIG**
>
> **Fit for Fun**
>
> Sport muss Spaß machen – andernfalls ist das frühe »Aus« vorprogrammiert. Eine Sportart sollte deshalb auch bei Kindern mit einem schweren VWS nicht nur danach ausgewählt werden, ob sie für die Krankheit günstig ist, sondern auch danach, ob sie Spaß macht. Wenn Ihre Tochter oder Ihr Sohn Angst vor dem Wasser haben oder Schwimmbäder schon allein wegen des Chlorgeruchs verabscheuen, werden aus ihnen keine begeisterten Schwimmer werden, auch wenn dies noch so gesund wäre. Zum Glück ist die Palette geeigneter Sportarten groß.

Problematisch

Leichathletische Sportarten werden eher kritisch bewertet, da sie Muskeln, Sehnen und Gelenke belasten. Das gilt fürs Sprinten ebenso wie für Weit- und Hochsprung und alle Stoßdisziplinen wie Speer-, Diskus- und Hammerwurf. **Tennis und Badminton** können zu

Überlastungsschäden führen. Sie sind nur bedingt geeignet. Ellenbogen und Handgelenke werden auch beim **Bogenschießen** stark belastet. **Basketball** ist akzeptabel, wenn der vorgeschriebene fehlende Körperkontakt tatsächlich eingehalten wird. Wer schneller vorwärtskommen will: **Inlineskates** machen's möglich. Aber nur mit moderatem Tempo und entsprechenden Schutzmaßnahmen.

Verboten

Am schwierigsten dürfte den meisten Kindern der Verzicht auf viele Mannschaftssportarten fallen, nämlich **Fußball, Handball und** (Eis-)**Hockey**. Doch die Verletzungsgefahr durch den engen Körperkontakt ist bei schwerem VWS einfach zu hoch. Auf alle **Kampfsportarten**, also Boxen, Ringen und Judo, müssen sie ebenfalls verzichten. Hier ist die Verletzungsgefahr ebenso das Problem wie beim **Abfahrtsskilauf oder Snowboarden**. Auch **Geräteturnen** ist mit einer hohen Überlastungs- und Verletzungsquote verbunden. Das **Mountainbike** ist ebenfalls ein ungeeignetes Sportgerät. Zu hoch sind die Erschütterungen beim Abfahren durchs Gelände, zu hoch das Verletzungsrisiko.

Nicht vom Schulsport ausschließen

Sport ist in der Schule ein wichtiges Fach. Was die körperliche Aktivität angeht, vor allem aber auch was die Integration und die sozialen Kontakte betrifft. Nicht selten wird in der Sporthalle die Hack-

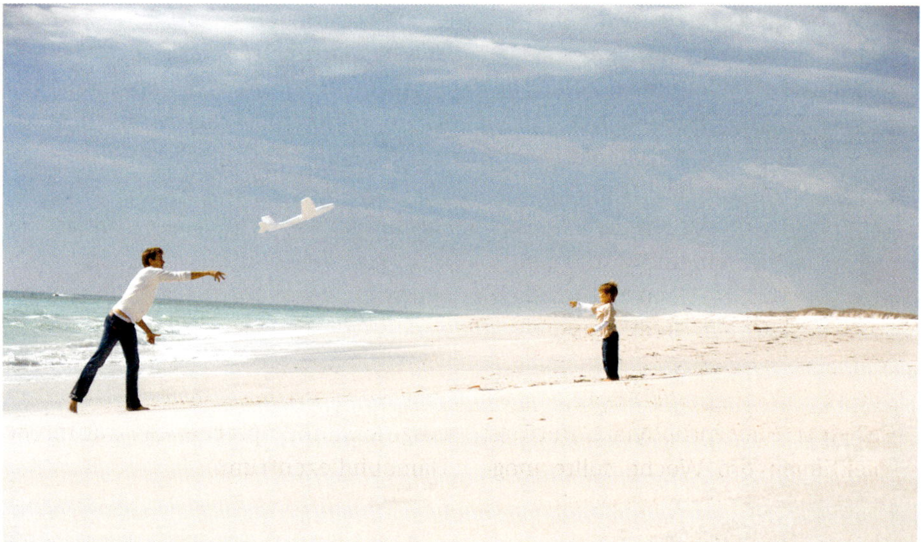

ordnung auch für das Klassenzimmer festgelegt. Wer nicht mitmachen kann, gilt schnell als Außenseiter. Kindern mit einem von-Willebrand-Syndrom sollte deshalb die Teilnahme am Schulsport grundsätzlich ermöglicht werden, auch wenn sie, je nach Schwere der Blutungssymptomatik, nicht an allen Aktivitäten werden teilnehmen können. Einige Punkte sind dabei besonders wichtig:

- Der Sportlehrer muss über die Krankheit Ihres Kindes informiert werden und über die damit zusammenhängenden Risiken. Er sollte beurteilen können, welche Aktivitäten für Ihr Kind nicht geeignet sind. Eine Notfallnummer, unter der immer jemand erreichbar ist, sollte zudem parat liegen. Der Sportlehrer sollte z. B. über den Notfallausweis Bescheid wissen.
- Ihr Kind sollte wissen, welche Übungen es nicht mitmachen kann und sollte sich vor allem nicht überschätzen. Inwieweit das gelingt, hängt auch von seiner Akzeptanz in der Klasse insgesamt ab.
- Wird Ihr Kind prophylaktisch oder bei Bedarf mit einem Faktorpräparat behandelt oder auch mit Desmopressin, sollten diese Medikamente immer dabei sein. Für die Sportstunde gilt das in besonderem Maße.
- Bei einer Dauerprophylaxe mit drei Injektionen pro Woche sollte möglichst eine Injektion auf den Tag des Sportunterrichts gelegt werden.
- Bei ernster Verletzung sollte Ihr Behandlungszentrum informiert werden.

Nur mit Helm und Knieschonern

Ist bei körperlicher Aktivität der Kopf in Gefahr, müssen Kinder mit einem von-Willebrand-Syndrom wie alle anderen Kinder auch einen gut sitzenden Sturzhelm tragen. Und zwar immer! Auch bei der kurzen Runde zum nächstgelegenen Bäcker. Nur so lässt sich bei einem Sturz das Risiko für eine lebensgefährliche Hirnblutung senken. Beim Radfahren sind Sturzhelme für Kinder inzwischen ohnehin Pflicht. Wer sich aufs Pferd setzt, benötigt einen Dreipunkthelm. Wer unbedingt inlineskaten möchte: Helm sowie Knie- und Ellbogenschützer müssen verwendet werden. Helme und Gelenkschoner schützen aber nur bedingt. Eine Hirnblutung oder eine Gelenkblutung kann nach einem Sturz nie ausgeschlossen werden.

Ob die Gelenke von Kleinkindern abgepolstert werden sollen, wenn sie das Laufen lernen und oft fallen, wird unterschiedlich bewertet. Zwar lassen sich Blutungen möglicherweise abschwächen, andererseits wird die Bewegungsfähigkeit Ihres Kindes stark eingeschränkt. Sprechen Sie mit Ihrem Hämophiliezentrum.

Leben mit dem VWS

Der Schwerbehindertenausweis

Einen Schwerbehindertenausweis beantragen? Da schütteln viele Eltern von VWS-Kindern oder auch erkrankte Erwachsene den Kopf. Aus völlig falscher Scham. Denn der Schwerbehindertenausweis bringt nicht nur Vorteile bei der Nutzung öffentlicher Verkehrsmittel, sondern auch steuerliche Vergünstigungen. Da wäre es einfach nur unklug, dies nicht zu nutzen. Überlegen Sie sich in Ruhe, ob Sie bei einem schwer verlaufenden von-Willebrand-Syndrom nicht doch über Ihren Schatten springen wollen.

Der Antrag auf einen Schwerbehindertenausweis und die sich daraus ergebenden Vorteile kann bei dem zuständigen Versorgungsamt bzw. Landratsamt angefordert oder im Internet eingesehen werden. Vorrausetzung hierfür ist die Einstufung des Grades der Behinderung (GdB). Beurteilt wird der Behindertengrad von den Ärzten des Versorgungsamtes in aller Regel auf der Basis der Unterlagen Ihres behandelnden Arztes. Nur wenn diese Unterlagen für die Beurteilung nicht ausreichen, wird eine Untersuchung durch einen Gutachter des Versorgungsamtes veranlasst. Bei VWS wird dies jedoch nicht notwendig sein.

Schwerbehindert ist nach dem Schwerbehindertengesetz jeder, der infolge körperlicher, geistiger oder seelischer Behinderung nicht nur vorübergehend, sondern länger als sechs Monate und dauernd behindert ist, einen Behinderungsgrad von mindestens 50 Prozent aufweist und dadurch nicht hinreichend in die Gesellschaft eingegliedert werden kann. Dagegen hat die berufliche Leistungsfähigkeit oder die volle Erwerbfähigkeit mit dem Grad der Behinderung nichts zu tun.

Das Schwerbehindertengesetz ergänzt den Grad der Schwerbehinderung um die folgenden Merkzeichen:

G = erhebliche Beeinträchtigung der Bewegungsfähigkeit im Straßenverkehr
aG = außergewöhnliche Behinderung
H = Hilflosigkeit
B = Notwendigkeit ständiger Begleitung
Bl = Blindheit
Gl = Gehörlosigkeit

Je nach Grad der Schwerbehinderung richten sich auch die Vergünstigungen. Bei einem von-Willebrand-Syndrom, bei dem eine Substitutionsbehandlung notwendig ist, wird bis zum sechsten Lebensjahr, je nach Blutungsneigung und Reifegrad des Kindes, auch noch darüber hinaus, Hilflosigkeit (**H**) angenommen. Sie ist auch dann gegeben, wenn nicht ständig Hilfe geleistet wird, aber eine zweite Person dauernd in Bereitschaft sein muss. Was das konkret an Einsparungen bedeutet, können Sie auf dem Versorgungsamt, bei dem Sie den Antrag stellen müssen, erfahren.

HINWEIS

Gerade Jugendliche wollen oft auf keinen Fall einen Schwerbehindertenausweis. Kein Problem. Er kann jederzeit wieder zurückgegeben werden.

Tipps zur Medikamentenwahl

Wer unter einem von-Willebrand-Syndrom leidet, benötigt nicht nur Medikamente zur Blutstillung. Auch Kopfschmerzen, Erkältungskrankheiten oder Magen-Darm-Beschwerden müssen mit zusätzlichen Medikamenten behandelt werden. Dann heißt es: aufgepasst. Denn nicht alle Medikamente sind bei Blutgerinnungsstörungen geeignet.

An vorderster Stelle der »Dont's« steht das am häufigsten eingenommene Schmerzmittel Acetylsalicylsäure (ASS). Es bekämpft nicht nur Schmerzen. Es senkt auch die Blutgerinnung, indem es die blutstillende Wirkung der Blutplättchen außer Kraft setzt. Nehmen Patienten mit einem von-Willebrand-Syndrom ASS ein, steigt das Blutungsrisiko drastisch an. Diese gerinnungshemmende Wirkung von ASS wird in niedrigen Dosen zur Vorbeugung von Herzinfarkten genutzt. Auch das Schmerzmittel Ibuprofen, das immer häufiger bei Kindern gegen Fieber und Schmerzen eingesetzt wird, beeinträchtigt die Wirkung der Blutplättchen, allerdings scheint die Blutungsgefahr hier geringer als bei ASS.

Medikamente, die ASS oder bedingt Ibuprofen enthalten, sind bei einer Blutgerinnungsstörung deshalb nicht geeignet. Das Tückische: Gerade ASS ist häufig Bestandteil von Kombinationspräparaten, die zusätzlich ein weiteres Schmerzmittel und/oder Koffein enthalten und deswegen auf den ersten Blick nicht zu erkennen sind. Bei einem Schmerzmittel sollten Sie deshalb genau auf den Beipackzettel sehen, der alle Inhaltsstoffe auflistet. Es ist durchaus möglich, dass gelegentlich eines der hier genannten Medikamente eingenommen werden muss. Dies muss aber immer mit dem Behandlungszentrum abgesprochen werden. Oder Sie fragen Ihren Apotheker.

Medikamente, die ASS allein oder in Kombination enthalten (Auswahl!):

Aspirin, Aspro, Santasal, Togal ASS, Chefapyrin, dolomo, Fibrex, HA-Tabletten N, Neuranidal N, ratioGrippal + C, ratiopyrin, Spalt, Godamed, Gelonida, Dolviran, Tempil, Thomapyrin, Boxazin, Melabon, Quadronal ASS comp., Ring N.

Medikamente, die Ibuprofen enthalten (Auswahl):
Aktren, Contraneural, Dismenol, Dolgit, Dolormin, Dolo-Puren, ibuHexal, ibuprofenStada, Nurofen

Es gibt jedoch eine ganze Reihe von Medikamenten gegen banale Erkrankungen, die auch bei einem schweren von-Willebrand-Syndrom ohne Probleme eingenommen werden können:

Schmerzmittel: Paracetamol (z.B. ben-u-ron; auch gegen Fieber! Standardmedikament für Kinder), Metamizol (z.B. Novalgin), Prophyphenazon, Scopolamin plus Paracetamol (gut geeignet bei Menstruationsbeschwerden), Tilidin plus Naloxon, Tramadol, Meloxicam

Hustenmittel: Acetylcystein (z.B. Fluimucil), Ambroxol (z.B. Mucosolvan), Codein (z.B.Codipront) sowie alle pflanzlichen Säfte, beispielsweise Efeublättersaft oder Thymiansaft (z.B. Prospan, Thymipin) und Hustentees (z.B. Heumann Bronchialtee)

Schnupfenmittel: Xylometazolin (z.B. Otriven), Oxymetazolin, Tetryzolin, Dexpanthenol (z.B. Bepanthen)

Mittel gegen Halsschmerzen: Emser Salz, Hexitidin, Benzylamin, Tyrothricin

Familienleben: so normal wie möglich

Erziehung: auf Selbständigkeit achten

Die Erziehung eines Kindes, das unter einem schweren von-Willebrand-Syndrom leidet, ist für Sie als Eltern eine große Herausforderung und macht einen Spagat zwischen optimaler medizinischer Betreuung einschließlich gebührender Vorsichtsmaßnahmen und möglichst großer Selbständigkeit erforderlich. Denn einerseits leidet Ihr Kind an einer schweren, chronischen Krankheit mit permanentem Blutungsrisiko und drohenden Folgeschäden; es benötigt eine aufwändige Behandlung, die nicht völlig ohne Risiko ist. Andererseits soll es möglichst »normal« aufwachsen, sozial eingegliedert sein und auf ein autonomes Leben mit der Krankheit vorbereitet werden. Erschwerend kommt hinzu, dass Sie als Eltern häufig unter Schuldgefühlen leiden, weil Sie die Krankheit an Ihr Kind vererbt haben.

Auch wenn es schwerfällt: Versuchen Sie Ihre Ängste einzudämmen und sie vor allem nicht auf Tochter oder Sohn zu übertragen. Lassen Sie Ihr Kind so weit wie möglich aufwachsen wie andere Kinder auch. Überbehütung, auch wenn sie noch so verständlich ist, schränkt die körperliche und soziale Entwicklung ein. Schimpfen Sie nicht, wenn Ihr Kind wie andere kleine Kinder herumtobt. Besteht berechtigter Anlass, gefährliche Aktivitäten einzuschränken, verbieten Sie diese nicht nur, sondern erklären Sie auch weshalb. Machen Sie Ihrem Kind nie Vorhaltungen, wenn es blutet, beispielsweise, weil es von der Schaukel gefallen ist. Dadurch riskieren Sie, dass Blutungen aus Angst vor Schelte verheimlicht werden.

Unterstützen Sie Ihr Kind darin, die Krankheit zu akzeptieren und sein Selbstwertgefühl nicht davon abhängig zu machen. Das von-Willebrand-Syndrom ist nur ein winziger Teil der gesamten Persönlichkeit. Trotzdem bedeutet sie eine große psychische Belastung. Erfolge in anderen Bereichen können das Selbstwertgefühl Ihres Kindes stützen. Vielleicht schwimmt es besonders schnell, kann besonders gut Lego bauen oder schon früh ein Musikinstrument spielen. Fördern Sie solche Fähigkeiten.

Erlauben Sie, ja fördern Sie schon früh den Kontakt zu Altersgenossen. Das erleichtert die Integration, auch wenn Ihr Kind nicht an allen Aktivitäten uneingeschränkt teilnehmen kann. Am besten informieren Sie die Eltern der Freunde Ihres Kindes über die Krankheit und ihre Risiken. Sagen Sie auch, dass die Krankheit nicht ansteckend ist.

Auseinandersetzungen und Streit gehören zu einer gesunden Entwicklung. Scheuen Sie sie auch bei Ihrem kranken Kind nicht. Und lassen Sie es nicht zu, dass es seine Krankheit dazu nutzt, um Forderungen durchzusetzen. Es sollte sich daraus keine Sonderstellung ergeben.

Geschwister nicht vernachlässigen

Geschwister von chronisch kranken Kindern fühlen sich häufig zurückgesetzt, da sie weit weniger Aufmerksamkeit erhalten als die kleine Schwester oder der große Bruder. Aus ihrer Sicht dreht sich alles um das kranke Kind. Da sie gerade in jüngerem Alter nicht verstehen können, weshalb das so ist, können sich Verhaltensauffälligkeiten und Aggressionen entwickeln. Versuchen Sie deshalb so früh wie möglich zu erklären, weshalb das Geschwisterchen manchmal mehr Zuwendung benötigt, nicht alles mitmachen darf und öfter zum Arzt muss. Nur dann können die Geschwister allmählich verstehen, warum der »Störenfried« oft mehr Aufmerksamkeit und Zeit von Vater oder Mutter benötigt. Ältere gesunde Geschwister können auch an einer Schulung für die Heimselbstbehandlung mitmachen und so ein Stück Verantwortung übernehmen. Das entlastet die Eltern und fördert gleichzeitig die Bindung unter den Geschwistern.

Sie sollten aber gleichzeitig darauf achten, dass Sie Ihrem kranken Kind nicht mehr an Aufmerksamkeit zukommen lassen, als tatsächlich notwendig ist. Widmen Sie sich gezielt auch Ihren gesunden Kindern. Kleine Unternehmungen mit nur einem Kind können hier fehlende Zuwendung ausgleichen helfen.

Und der Partner?

Ein chronisch krankes Kind belastet auch die Partnerschaft. Zu sehr wird gerade in den ersten Jahren das Leben von den Sorgen und Ängsten überschattet. Zu wenig Raum bleibt dann für die Beziehung zwischen den Eltern. Gerade die Frauen konzentrieren sich dann sehr auf Ihre Mutterrolle. Dabei ist es besonders wichtig, die Partnerschaft zu pflegen und am Leben zu halten. Dazu gehören auch Unternehmungen ohne Kind. Organisieren Sie sich deshalb eine oder zwei Betreuungspersonen für Ihr Kind, denen Sie Ihr volles Vertrauen schenken. Vielleicht wohnt eine fitte Oma vor Ort, die ab und an gerne Ihre Enkel betreut. Oder Sie finden ein Kindermädchen, dem Sie die Betreuung Ihres Kindes zutrauen. Sie sollte neben Ihrer Handynummer auch die Telefonnummer des Hämophiliezentrums kennen. Ideal ist es, wenn die Betreuungsperson im Notfall Faktor spritzen kann.

WICHTIG

Zurück in den Job?

Auch wenn Ihr Kind an einem von-Willebrand-Syndrom leidet, können Sie Ihre Berufstätigkeit wieder aufnehmen. Spätestens, wenn es in den Kindergarten kommt, können Sie an einen Wiedereinstieg denken.

Kindergarten – Schule – Beruf

Kinder mit einem von-Willebrand-Syndrom sind geistig genauso fit wie Kinder ohne eine chronische Erkrankung. Den üblichen Werdegang beginnend mit dem Kindergarten in die Schule und weiter in das Berufsleben können sie deshalb ganz genauso gehen.

Regelkindergarten möglich

Es ist in Deutschland zwar nicht verpflichtend. Doch ein Kind sollte in den Kindergarten gehen. Auch wenn es an einem schweren VWS leidet. Bei der Wahl des Kindergartens haben Sie freie Hand. Normalerweise wird Ihr Kind den nächstgelegenen Regelkindergarten besuchen. Dort lernt es Spielkameraden aus seiner näheren Nachbarschaft kennen. Haben Sie einen Integrationskin-

WICHTIG

Das sollten Erzieherinnen, Lehrer, Mitschüler und Arbeitgeber wissen

Kindergärtnerin, Lehrer, Mitschüler und Arbeitgeber müssen darüber informiert sein, dass Ihr Kind an einem von-Willebrand-Syndrom leidet und was es damit auf sich hat. Hier können Sie auf die Internetseiten der Deutschen Hämophiliegesellschaft oder der Interessengemeinschaft Hämophiler sowie auf www.info-von-willebrand.de verweisen. Für den Alltag sind folgende Informationen wichtig:

- Welche Aktivitäten sind verboten, welche erlaubt?
- Was ist bei einer Blutung zu tun?
- Wer sollte bei einer Blutung kontaktiert werden?

dergarten vor Ort, sollten Sie überlegen, Ihr Kind dort unterzubringen. Der Vorteil: Die Betreuung des einzelnen Kindes ist intensiver. Dadurch sinkt möglicherweise auch die Verletzungsgefahr.

In Mathe eine Eins

Was für den Kindergarten gilt, gilt erst recht für die Schule. VWS-Kinder können eine ganz normale Schule besuchen und, mit gewissen Einschränkungen, an allen Aktivitäten teilnehmen. Das ist für die Entwicklung des Kindes von immenser Bedeutung. Denn es wird schnell feststellen, dass es im Lesen, Rechnen und Schreiben und später in Mathe oder Latein die gleichen Leistungen erbringen kann wie seine Mitschüler. Durch die guten Behandlungsmöglichkeiten mit Desmopressin, einer Bedarfstherapie mit einem Faktorkonzentrat oder auch einer Dauerprophylaxe mit der Möglichkeit der Heimselbstbehandlung werden kaum mehr blutungsbedingte Schulausfallzeiten verzeichnet. Fehlzeiten müssen aufgefangen werden, etwa indem Mitschüler die Hausaufgaben mitbringen. Besonderheiten gelten für den Sportunterricht (siehe Seite 86) und für längere Klassenfahrten. Solange Ihr Kind noch nicht selbst spritzt, sollte ein Elternteil bei schwerer Blutungssymptomatik mitfahren. Oft werden für Klassenfahrten ohnehin Betreuungspersonen unter den Eltern gesucht, so dass dies kein Problem sein dürfte. Spritzt Ihr Kind dann selbst, kann es auch alleine mit seinen Mitschülern auf Tour gehen. Dann ist es sinnvoll, im Vorfeld einen Arzt vor Ort zu suchen, der bei Notfällen eingreifen kann.

Beruf: fast die freie Wahl

Wer unter einem leichten von-Willlebrand-Syndrom leidet, ist in der Berufswahl nicht eingeschränkt. Das nur noch seltene Auftreten von Blutungen unter einer Dauertherapie und die schnelle Versorgung durch Selbstinjektion bei Blutungen hat aber auch die Berufswahl für Patienten mit einem schweren von-Willebrand-Syndrom in den letzten Jahren viel einfacher gemacht. Es gibt nur wenige Berufe, die nicht geeignet sind. Das sind vor allem Tätigkeiten,

- die schwere körperliche Anstrengungen erfordern,
- mit langem Stehen oder Knien verbunden sind,
- bei denen eine erhöhte Gefahr besteht zu stürzen oder sich zu verletzen.

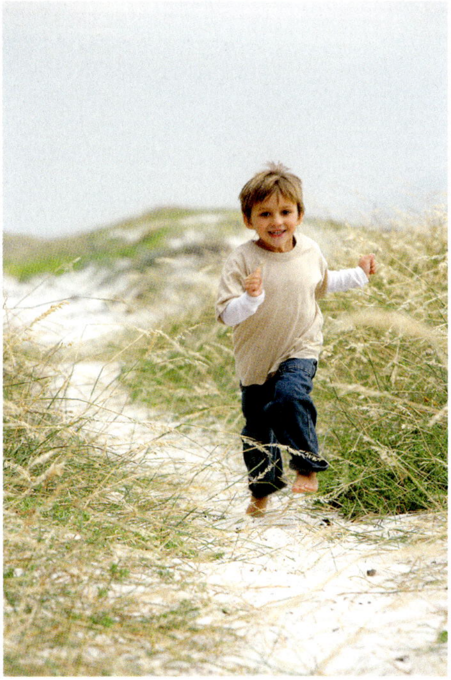

Diese Einschränkungen schließen handwerkliche Tätigkeiten nicht von vornherein aus. Unproblematischer sind Berufe, bei denen weniger körperlicher Einsatz gefordert wird, sondern geistige oder kreative Leistungsfähigkeit. Verwaltung und Gesundheitsbereich sind ebenso geeignet wie Marketing, Bankwesen und die Computerbranche. Offen stehen auch pädagogische und juristische Berufe, wissenschaftliche sowie künstlerisch-kreative Tätigkeiten. Eine gute Schulausbildung öffnet hier viele Türen, so dass jeder den Beruf wählen

WICHTIG

Spielen Sie mit offenen Karten!

Die Bewerbung um einen Arbeitsplatz bereitet jedem Kopfzerbrechen. Dann stellt sich die Frage: Wann informiere ich meinen möglichen neuen Arbeitgeber über meine Krankheit. Das erste Anschreiben ist sicher nicht der richtige Zeitpunkt. Beim Vorstellungsgespräch, spätestens, wenn Sie in der »zweiten« Runde noch dabei sind, sollten Sie im Falle eines schweren VWS aber die Karten auf den Tisch legen. Ein Arbeitgeber, der an Ihrer Arbeitskraft interessiert ist, wird deswegen keinen Rückzieher machen.

kann, der zu seinen Neigungen und Fähigkeiten passt. Kommt es im Laufe der Jahre zu Folgeschäden, die die Ausübung des einmal gewählten Berufs nicht mehr möglich machen, besteht jederzeit die Möglichkeit der Umschulung.

Kompetente Ansprechpartner

Wer sich über angeborene Blutgerinnungsstörung und damit auch das von-Willebrand-Syndrom informieren will, findet ein ganzes Netz an Ansprechpartnern, die sich um Betroffene und ihre Familien intensiv kümmern. Ihre wichtigsten Kontaktpunkte in Sachen Betreuung und Information sind

- die Hämophiliezentren bzw. Behandlungszentren
- die Hämophilie-Patientenorganisationen bzw. Selbsthilfeorganisationen

Spezialisierte Hämophiliezentren

Um Patienten mit einem von-Willebrand-Syndrom optimal behandeln und informieren zu können, müssen die betreuenden Ärzte, Schwestern und Pfleger viel Erfahrung mit der Krankheit haben. Dies ist nur in spezialisierten Behandlungszentren gewährleistet, die inzwischen flächendeckend über die ganze Bundesrepublik verteilt sind. Dagegen kommen Kinderärzte, Hausärzte oder Internisten viel zu selten in Kontakt mit diesen Patienten, um deren sehr spezielle Behandlung übernehmen zu können. Unabdingbar ist aber eine enge Zusammenarbeit zwischen den Ärzten vor Ort und mit dem Hämophiliezentrum, denn es treten häufig medizinische Fragestellungen auf, die nur in Zusammenarbeit zu lösen sind. Bei allen Fragen rund um das VWS, etwa bei akuten Blutungen, Vorbeugung von Folgeschäden, Faktorpräparaten oder Medikamenten, wenden Sie sich immer an Ihr Behandlungszentrum. Dort ist jederzeit rund um die Uhr jemand erreichbar, auch am Wochenende und an den Feiertagen. Eine Liste der Hämophiliezentren erhalten Sie über die Deutsche Hämophiliegesellschaft.

Patientenorganisationen

Patientenorganisationen oder Selbsthilfegruppen gibt es für die meisten chronischen Erkrankungen. Sie übernehmen einen wichtigen Teil der sozialen Betreuung der Patienten und ihrer Familien. Vor allem aber bieten sie die Möglichkeit, sich mit Menschen auszutauschen, die in der gleichen Situation sind – für viele eine große Hilfe und Unterstützung. Die wichtigsten Selbsthilfegruppen für Hämophilie, die auch von-Willebrand-Patienten einschließen, sind in Deutschland die »Deutsche

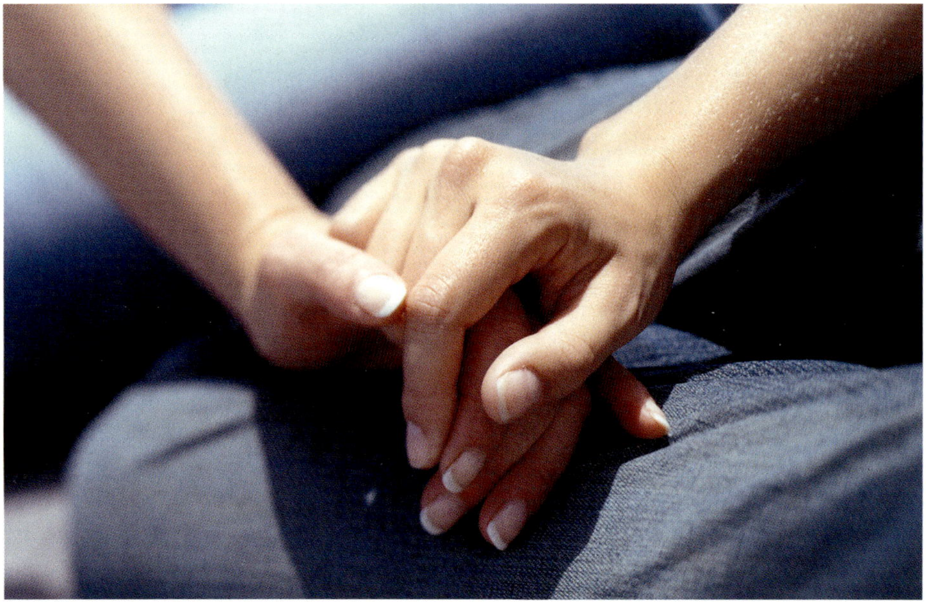

Hämophiliegesellschaft zur Bekämpfung von Blutungskrankheiten e.V.« und die »Interessengemeinschaft Hämophiler«. Diese Selbsthilfegruppen organisieren Eltern-Kind-Wochenenden, Kurse für die Heimselbstbehandlung, Ferienlager für Kinder und Jugendliche und Seminarveranstaltungen. Außerdem veröffentlichen sie zahlreiche Informationsbroschüren, stellen Notfallausweise zur Verfügung sowie Ortsverzeichnisse über Hämophiliezentren und leisten einen wesentlichen Teil der Öffentlichkeitsarbeit. Vor Ort bieten sie auch konkrete Betreuung und psychosoziale Hilfe an. Aus den Selbsthilfegruppen heraus entwickeln sich häufig Elterninitiativen, die gemeinsam ihre Freizeit gestalten, sich gegenseitig unterstützen und gerade für die Eltern wichtige Ansprechpartner sind, die mit der Diagnose »von-Willebrand-Syndrom« erstmals konfrontiert sind. Die Selbsthilfegruppen vermitteln Betroffenen das Gefühl, nicht alleine mit dieser Diagnose zu sein, und helfen ihnen, mündige Patienten zu werden, die sich mit ihrer Krankheit bestens auskennen.

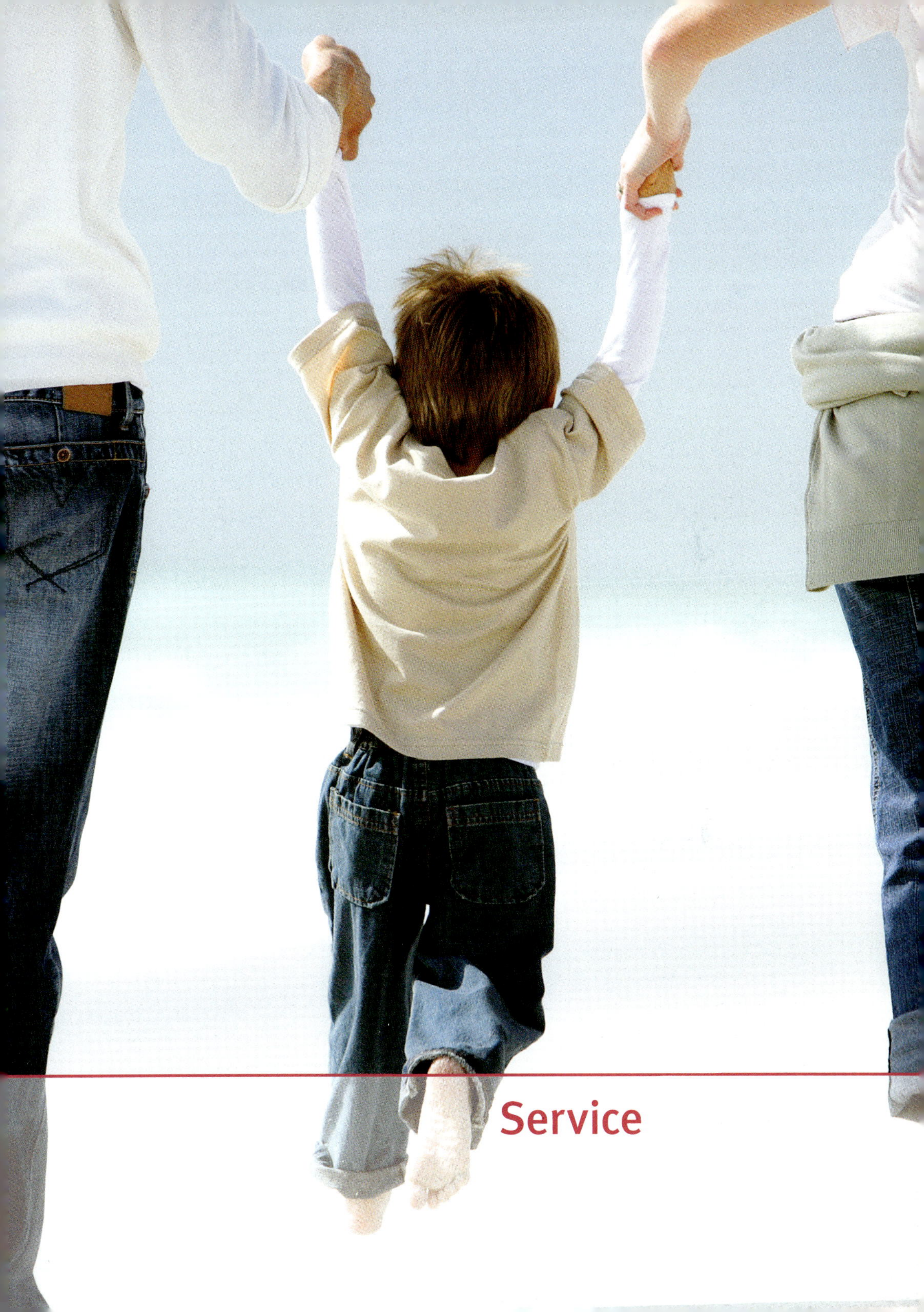

Service

Glossar

Autosomale Vererbung Die autosomale Vererbung ist die Weitergabe der Erbinformation über die Autosomen (siehe Chromosom).

Blutgerinnungsfaktoren Blutgerinnungsfaktoren sind Eiweißstoffe, die in der Leber gebildet, in das Blut abgegeben werden und dort kursieren. Tritt eine Blutung auf, wird ein Gerinnungsnetzwerk in Gang gesetzt, bei dem ein Gerinnungsfaktor den anderen aktiviert. Ziel ist die Bildung von Gewebekleber, der die Wunde verschließt.

Blutungszeit Zeit in Minuten bis nach einem standardisierten Schnitt am Arm das Blut gerinnt.

Chromosom Chromosomen sind Träger der Erbinformation (siehe Gen). Jeder Mensch hat 46 Chromosomen, von denen jeweils eine Hälfte von der Mutter, die andere Hälfte vom Vater stammt. 44 liegen paarweise vor; sie werden als autologe Chromosomen oder Autosomen bezeichnet. Zusätzlich hat jeder Mensch zwei Geschlechtschromosomen. Frauen zwei X-Chromosomen, Männer ein X- und ein Y-Chromosom. Die Chromosomen befinden sich im Zellkern.

DNA DNA ist die Abkürzung für Desoxyribonukleinsäure. Die Erbinformation für einen Eiweißstoff liegt auf einem Chromosomenabschnitt verschlüsselt in Form der DNA vor.

Fibrin Gewebekleber, der die mit einem Blutpfropf vorläufig gestillte Wunde endgültig verschließt. Fibrin legt sich wie Fäden über den Blutpfropf und wird in unlösliches Fibrin umgewandelt.

Gen Ein Gen ist ein Abschnitt auf einem Chromosom, das die Information für die Produktion eines bestimmten Eiweißstoffes enthält. Die Gesamtheit der Gene eines Organismus wird als Genom bezeichnet. Das menschliche Genom besteht aus 30 000 Genen.

Hämatom Ein Hämatom ist eine Blutansammlung im Gewebe. Wird auch als Bluterguss oder »blauer Fleck« bezeichnet.

Hämaturie Hämaturie ist das Auftreten von Blut im Urin. Ursache kann eine Blutung der Niere, der Blase oder der ableitenden Harnwege sein.

Mutation Eine Veränderung eines Gens, genauer gesagt der zugrunde liegenden DNA wird als Mutation bezeichnet.

Plasmatisch Aus dem Plasma gewonnen (siehe Rekombinant).

Protein Proteine sind Eiweißstoffe. Sie bestehen aus Aminosäuren, die miteinander verbunden sind. Auch Gerinnungsfaktoren sind solche Proteine. Die Reihenfolge der Aminosäuren und die Faltung des Proteins bestimmen die Form und die Funktion des Moleküls. Eiweißstoffe mit nur wenigen Aminosäuren werden als Peptide bezeichnet.

aPTT Aktivierte partielle Thromboplastinzeit; Laborwert, der Auskunft über die Gerinnungszeit gibt. Sie ist u. a. bei Faktor-VIII-Mangel verlängert.

Rekombinant Gentechnisch hergestellt. Rekombinante Gerinnungsfaktoren werden in einer Zellkultur hergestellt, während plasmatische Gerinnungsfaktoren aus Blutplasma von Spendern isoliert werden.

Substitution Ersatz.

Substitutionstherapie Bei der Substitutionstherapie wird der fehlende Gerinnungsfaktor ersetzt (substituiert), indem von außen ein Gerinnungsfaktor gespritzt wird.

Thrombozyten Gehören neben den roten und weißen Blutkörperchen zu den Blutzellen. Sie werden auch als Blutplättchen bezeichnet. Thrombozyten sind für die zweite Phase der Blutgerinnung verantwortlich. Sie bilden auf der Wunde einen Blutpfropf, den sogenannten Thrombus, der die Wunde vorläufig verschließt.

Thrombus Blutpfropf.

von-Willebrand-Syndrom Das von-Willebrand-Syndrom ist eine angeborene oder erworbene Blutgerinnungsstörung, bei der ungenügende Mengen an (intaktem) von-Willebrand-Faktor zur Verfügung stehen. Je nach Art des Defekts werden drei verschiedene Typen unterschieden. Kennzeichen des von-Willebrand-Syndroms ist eine hohe Variabilität. Sie reicht von einer sehr leicht erhöhten Blutungsneigung bis hin zu schweren Blutungen.

von-Willebrand-Faktor Der von-Willebrand-Faktor ist ein großes Eiweiß, das für die Blutgerinnung dringend notwendig ist. Er unterstützt bei der Blutstillung die Bildung des Blutpfropfes (thrombozytäre Gerinnung) und er verzögert den Abbau von Gerinnungsfaktor VIII und sorgt so dafür, dass er bei einer Blutung in ausreichender Menge zur Verfügung steht (plasmatische Gerinnung).

Zerebral Das Gehirn betreffend.

Adressen

Deutsche Hämophiliegesellschaft zur Bekämpfung von Blutungskrankheiten e.V. (DHG)
Interessengemeinschaft für Patienten, die an einer angeborenen oder erworbenen Blutungskrankheit leiden, deren Angehörige und ihre medizinischen und sozialen Betreuer.

Neumann-Reichhardt-Straße 34
22041 Hamburg
Tel. 040 6722970
Fax 040 6724944
www.dhg.de

Interessengemeinschaft Hämophiler e.V. (IGH)
Bundesweit tätiger Patientenverband, der die Interessen der Menschen, die an einer angeborenen Blutungskrankheit leiden, und deren Angehörige vertritt. Die Mitglieder der IGH e. V. sind Betroffene, Angehörige, Freunde, Förderer, Ärzte und Wissenschaftler. Zu finden sind Diskussionsforen, Themengebiete, News, Hämophiliezentren.

Ermekeilstr. 38
53113 Bonn
Tel. 0228 4298955
Fax 0228 4298966
www.igh.info

World Federation of Hemophilia
www.wfh.org

Österreichische Hämophilie-gesellschaft
www.bluter.at

Schweizerische Hämophilie-gesellschaft
www.shg.ch

Informationen für Betroffene und Fachkreise
www.haemophilie.org

Hämophilieportal
www.haemophilieportal.de

Werlhof-Institut Niedersächsisches Hämophilie-zentrum
Karl-Wieckert-Allee 1a
30625 Hannover
Tel. 05 11 7 90 01 79
Fax 05 11 7 90 01 80
www.werlhof-institut.de

Hämophiliezentrum München Hämophiliezentrum Kinder
Lindwurmstr. 4
80337 München
Tel. 0 89-51 60-28 53
www.haemophiliezentrum-muenchen.de

Weitere Informationen finden Sie unter
www.info-von-Willebrand.de
(Octapharma GmbH)

Literatur

Hämophilie und Reisen (Sonderdruck der DHG)

Fit durch Bewegung. Ein Ratgeber für Hämophile zu Spiel, Sport und Tanz. OmniMed Verlagsgesellschaft mbH, ISBN 3-931766-27-6

Travel Guide für Patienten mit Hämophilie (über DHG und IGH erhältlich)

Anatol Kurme, **Ich bin der Martin**: Eine Hämophilie-Fibel für Eltern und Kinder

OmniMed Verlagsgesellschaft 2005.

Ich bin nicht krank, ich bin nur vorsichtig! Ein Aufklärungsbuch über Hämophilie

(Österreichische Gesellschaft für Hämophilie)

Stichwortverzeichnis

Impressum

Liebe Leserin, lieber Leser,
hat Ihnen dieses Buch weitergeholfen? Für Anregungen, Kritik, aber auch für Lob sind wir offen. So können wir in Zukunft noch besser auf Ihre Wünsche eingehen. Schreiben Sie uns, denn Ihre Meinung zählt!

Ihr Trias Verlag

E-Mail Leserservice:
heike.schmid@medizinverlage.de

Adresse:
Lektorat TRIAS Verlag, Postfach 30 05 04,
70445 Stuttgart, Fax: 0711-8931-748

Bibliografische Information
der Deutschen Nationalbibliothek
Die Deutsche Nationalbibliothek verzeichnet diese Publikation in der Deutschen Nationalbibliografie; detaillierte bibliografische Daten sind im Internet über http://dnb.d-nb.de abrufbar.

Programmplanung: Carmen Alt
Redaktion: Julia-Shirin Mackert
Projektmanagement: Julia-Shirin Mackert

Umschlaggestaltung und Layout:
Cyclus · Visuelle Kommunikation, Stuttgart

Bildnachweis:
Umschlagfoto: goodshoot
Fotos im Innenteil: Digital Vision: S. 80; goodshoot: S. 7, 17, 21, 37, 41, 55, 66, 71, 85, 94, 98; Image 100: S. 28; Jupiter Images: S. 61, 64, 96; Octapharma: S. 75; Pixland: S. 46
Die abgebildeten Personen haben in keiner Weise etwas mit der Krankheit zu tun.

Zeichnungen: Angelika Kramer: S. 11, 15, 19

Printed in Germany

Satz: Fotosatz Buck, 84036 Kumhausen
gesetzt in: InDesign CS3
Druck: AZ Druck und Datentechnik GmbH,
87437 Kempten

Gedruckt auf chlorfrei gebleichtem Papier

ISBN 978-3-8304-3494-4 1 2 3 4 5 6

Wichtiger Hinweis:
Wie jede Wissenschaft ist die Medizin ständigen Entwicklungen unterworfen. Forschung und klinische Erfahrung erweitern unsere Erkenntnisse, insbesondere was Behandlung und medikamentöse Therapie anbelangt. Soweit in diesem Werk eine Dosierung oder eine Applikation erwähnt wird, darf der Leser zwar darauf vertrauen, dass Autoren und Verlag große Sorgfalt darauf verwandt haben, dass diese Angabe **dem Wissensstand bei Fertigstellung des Werkes** entspricht.
Für Angaben über Dosierungsanweisungen und Applikationsformen kann vom Verlag jedoch keine Gewähr übernommen werden. Jeder Benutzer ist angehalten, durch sorgfältige Prüfung der Beipackzettel der verwendeten Präparate und gegebenenfalls nach Konsultation eines Spezialisten festzustellen, ob die dort gegebene Empfehlung für Dosierungen oder die Beachtung von Kontraindikationen gegenüber der Angabe in diesem Buch abweicht. Eine solche Prüfung ist besonders wichtig bei selten verwendeten Präparaten oder solchen, die neu auf den Markt gebracht worden sind. **Jede Dosierung oder Applikation erfolgt auf eigene Gefahr des Benutzers.** Autoren und Verlag appellieren an jeden Benutzer, ihnen etwa auffallende Ungenauigkeiten mitzuteilen.